ほぐしエクササイズで
憧れのヨガのポーズがとれるようになる

新版 からだが硬い人のヨガ

綿本ヨーガスタジオ RIE 監修

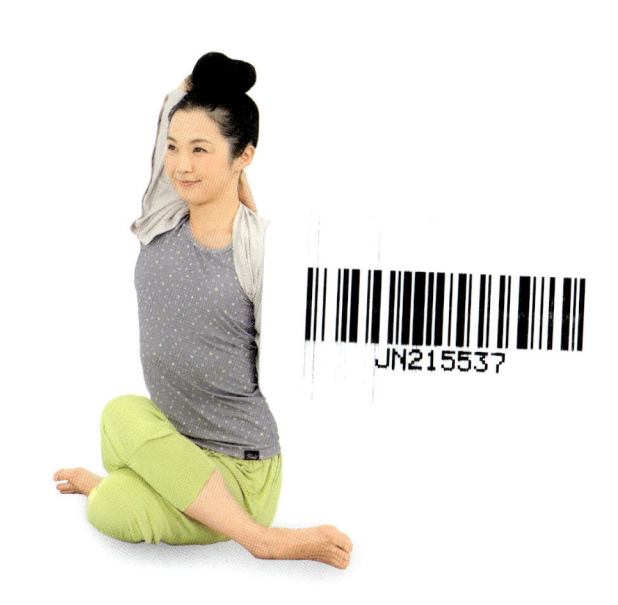

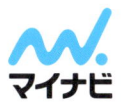

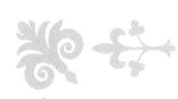

はじめに

からだとていねいに向き合うこと ──。
それだけでも、
からだはふんわりやわらかくなります

本書を手に取ったみなさんは、「ヨガをやりたいけど、体が硬いからムリ」「ヨガに挑戦したけど、お手本のような姿勢にならないから、わたしには向いていない……」といった理由で、ヨガをスタートできない、あるいは断念していらっしゃるのではないでしょうか。

わたしのクラスでも、「どうしたら、からだはやわらかくなりますか?」といった質問を多く受けます。
そんなとき、わたしは、「それは、一生懸命にがんばりすぎるからよ」と冗談交じりに答えることがあります。

わたしたちは、何か目標を決めたとき、一生懸命がんばります。
向上心が高い人ほど、そうではないでしょうか。
「ヨガといえども、ちゃんとやりたい」「やるからには上手になりたい」。

それはとても素晴らしく、正直、教える側も頭が下がる思いです。
しかし、そのときの心とからだの状態はどうでしょう。
「がんばろう!」と力むほどに、からだは緊張でカチカチになり、上体を曲げることも反ることも、よりむずかしくなるのではないでしょうか。

からだをやわらかくする場合、緊張させてしまった心とからだを「解きほぐす」ことが何より大切です。そのためには、「自分自身を労わる」気持ちをもつこと。つまり、自分自身のからだをやさしく見つめることが大切です。それだけで、緊張している心とからだはくつろぎます。

「それができれば苦労しないのだけど……」という声、たくさん聞きます。ほんとうに、そうですよね。

そこで本書では、「英雄のポーズI」や「ねじりのポーズ」などの人気のヨガのポーズ32種類と、それらのポーズをより快適に、よりしなやかにとれるようになるための「ほぐしエクササイズ」40種類を紹介していきます。

詳しいやり方はp.12をご覧いただきたいのですが、この「ほぐしエクササイズ」の特徴は、からだにやさしいこと。
最初は少しきつく感じるエクササイズもあるかもしれませんが、力ずくで曲げたりねじったりせず、自分のからだとじっくり向き合いながら行なうため、安心感のなかで、からだが少しずつ、でも確実にほぐれていくのを感じることができます。

急ぐことも焦る必要もありません。
今のあなたのからだで、今のあなたの柔軟性で、からだとていねいに向き合っていきましょう。そこに自然と安らぎが生まれ、からだも心もふんわりやわらかくなってきます。

本書を活用して、ヨガの醍醐味をぜひ体感してみてください。

綿本ヨーガスタジオ　RIE

CONTENTS

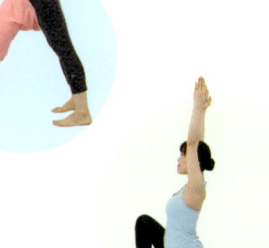
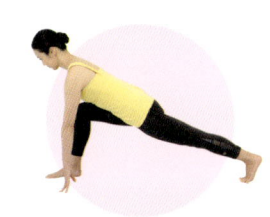

PART 1　5つのヨガのポーズで 自分の弱点をチェックしよう

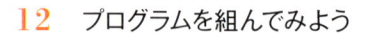

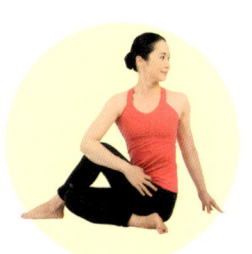

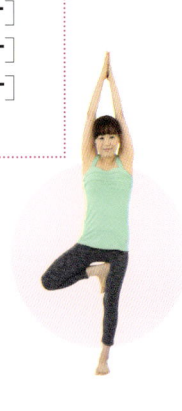

本書の見方

ここでは、本書のアイコンやポイントを解説します。ほぐしエクササイズとヨガのポーズを正しく行なうための情報がたくさんちりばめられているので、よく読んで正しい知識を得てから実践しましょう。

❋ ほぐしエクササイズの見方

「PART 2 ほぐしエクササイズをはじめよう（p.39）」は、ほぐしエクササイズの実践方法と、ほぐしエクササイズをより効果的に行なうための情報が盛り込まれています。ポイントをしっかりおさえて、効果的にからだをほぐしましょう。

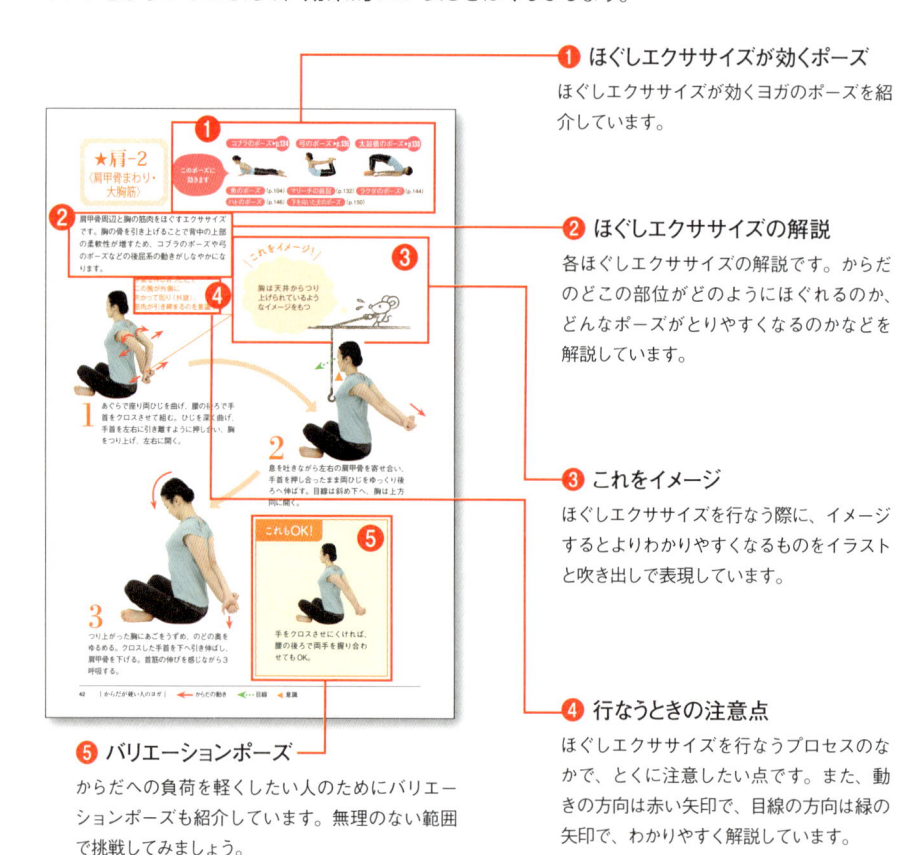

❶ ほぐしエクササイズが効くポーズ

ほぐしエクササイズが効くヨガのポーズを紹介しています。

❷ ほぐしエクササイズの解説

各ほぐしエクササイズの解説です。からだのどこの部位がどのようにほぐれるのか、どんなポーズがとりやすくなるのかなどを解説しています。

❸ これをイメージ

ほぐしエクササイズを行なう際に、イメージするとよりわかりやすくなるものをイラストと吹き出しで表現しています。

❹ 行なうときの注意点

ほぐしエクササイズを行なうプロセスのなかで、とくに注意したい点です。また、動きの方向は赤い矢印で、目線の方向は緑の矢印で、わかりやすく解説しています。

❺ バリエーションポーズ

からだへの負荷を軽くしたい人のためにバリエーションポーズも紹介しています。無理のない範囲で挑戦してみましょう。

✤ ヨガの見方

「PART 3　ヨガに挑戦してみよう（p.89）」は、ヨガの実践方法と、よりヨガを深めていくための情報が盛り込まれています。ポイントをしっかりおさえて、ヨガのポーズの完成度を高めていきましょう。

❶ ポーズの解説

各ポーズの解説です。ポーズを安全にとるためのアドバイスを紹介しています。

❷ ポーズの前に　行ないたいほぐしエクササイズ

各ポーズと関係しているほぐしエクササイズを紹介しています。

❸ イメージしたい　ほぐしエクササイズ

ポーズをとるとき、からだを動かした感覚を思い出すと効果的なほぐしエクササイズを紹介しています。

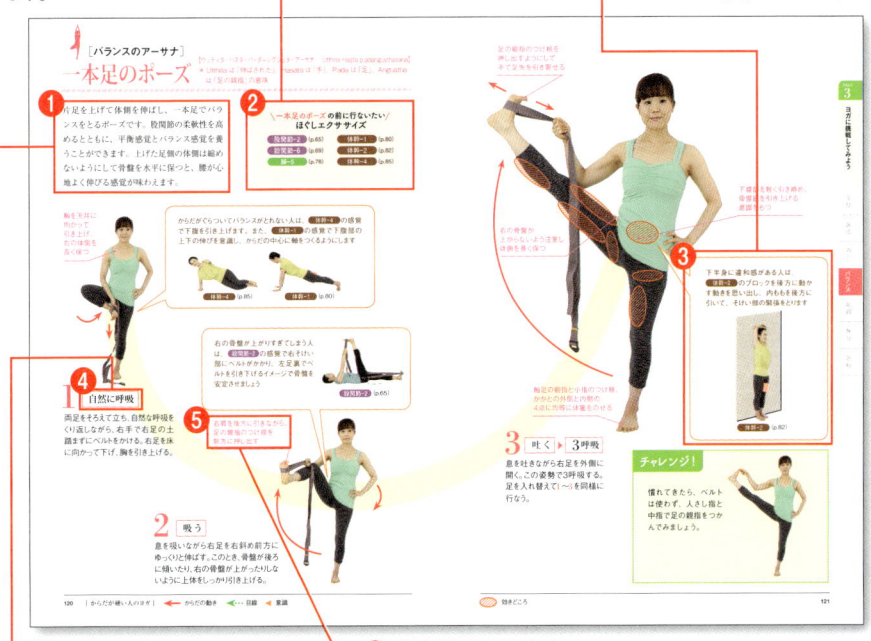

❹ 呼吸のこと

ヨガを行なううえで大切な呼吸のタイミングや行ない方がひと目でわかります。

❺ 行なうときの注意点

ポーズをとるプロセスのなかで、とくに注意したい点です。また、動きの方向は赤い矢印で、目線の方向は緑の矢印で、効きどころポイントには、印をつけていますので、確認しながらポーズをとるとよいでしょう。

⚠ 注意事項

・ポーズの途中でつらさや痛みを感じたら直ちに中断し、医師に相談してください。
・妊娠中の方、病気療養中の方や持病をお持ちの方、通院中の方は医師に相談のうえで行なってください。
・腰痛やひざの痛み、股関節に違和感がある、けがをしているなど、からだに不調を抱えている方は医師や専門家に相談のうえで行なってください。
・体調がすぐれないときや、疲れを感じているときは行なわないでください。
・飲酒後は行なわないでください。
・本書の監修者並びに出版社は、ヨガを行なって生じた問題に対する責任は負いかねます。各自体調を考慮したうえで、自己責任のもと行なうようにしてください。

からだが硬くても ヨガはできますか？

Q & A

あなたは、からだが硬いからヨガができないと思っていませんか。それは、思い込みに過ぎません。からだをほぐし、筋肉を正しく使うことでからだはやわらかくなり、ポーズがとれるようになります。まず、ここでは多くの人が抱えがちな疑問にお答えします。

Q2 そもそも、からだはなぜ硬くなってしまうのですか？

A2 日常生活のなかでからだは知らず知らずのうちに緊張しています。また長年のからだのくせで、間違った姿勢のまま筋肉が固まってしまうと、からだが硬くなってしまいます。たとえば、体重を外側にかけてばかりいると、股関節や足首が硬くなってしまいます。また、軸となる深層筋が弱くなり、ゆがみやボディラインを崩す原因になることも。ヨガでからだの固まった部分をほぐせば、本来使うべき筋肉を意識できるようになり、自然と柔軟性は高まっていきます。

 Q1 ヨガでからだがやわらかくなりますか？

A1 一般的にやわらかいからだとは関節などの可動域が広いことをいいます。ヨガは深い呼吸とともに筋肉を伸ばしたり、靭帯・腱の部分にゆっくり負荷をかけて刺激を与えたりすることで関節の可動域を広げることができます。リンパや気の流れもスムーズになり、からだの不調も改善されます。また、ヨガは日頃はあまり使っていない部位もまんべんなく使うので、全身がほぐれます。

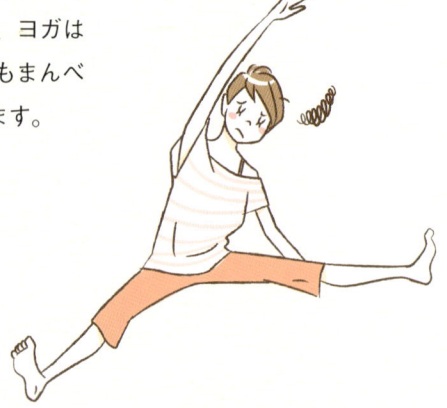

Q3 からだが硬くても ヨガはできますか?

A3 からだの硬さは大きな問題ではありません。ヨガで大切なのは、ポーズをとることでからだの変化を感じ取り、しなやかにからだを動かす心地よさを体感すること。からだが硬い人のほうが、やわらかい人よりもからだの変化を繊細に感じとりやすいといわれています。からだの硬い人がヨガで自分のからだに意識を向けるようになると、正しいからだの動かし方がわかり、思っている以上にからだが動くようになるのです。本書ではからだのほぐし方、正しい筋肉の使い方を習得できるメソッドを詳しく紹介していきます。

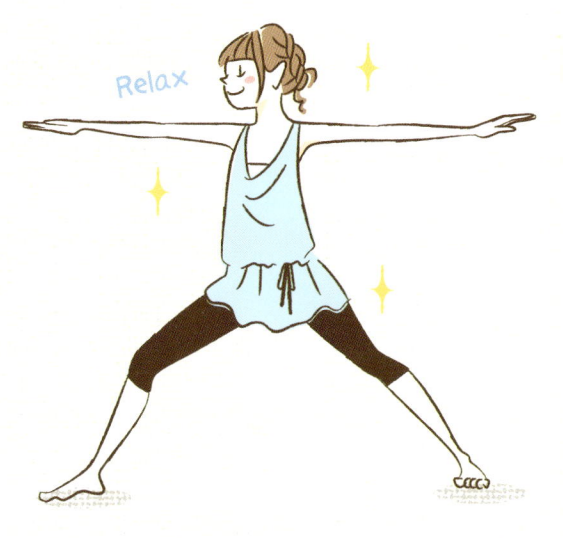

ヨガのポーズをとるとき、大切なことは何ですか?

ヨガのポーズでからだを気持ちよく伸ばし、効果を得るには、"安心できて心地よい安定感がある"状態が大切です。それに必要なのは、正しい姿勢(アライメント)です。"苦しい""痛い"といったネガティブな感情でヨガを行なわないために正しい姿勢やからだの使い方を身につけましょう。

Q4 ヨガのポーズで からだがやわらかくなると、 どんなメリットが ありますか?

A4 ヨガのポーズ(「アーサナ」とも呼ばれます)でからだがやわらかくなると、けがの防止や、代謝がアップして太りにくくなるなどのメリットがあります。また、ヨガのポーズでからだがやわらかくなり姿勢が整うと、心の安定も生まれます。自分の心が穏やかになれば、他人に対する思いやりも生まれます。ヨガを通して、心身ともに健康な状態を目指しましょう。

ほぐしエクササイズで
ヨガのポーズがとれるようになる

本書ではからだが硬い人がヨガのポーズをとりやすいように「ほぐしエクササイズ」を紹介しています。ほぐしエクササイズは、ヨガのポーズを上達させるための重要な役割を担っています。さっそく、内容や効果を見ていきましょう。

ほぐしエクササイズって何?

みなさんのからだは、どんなふうに硬いですか?「開脚はできても前屈は苦手…」「前屈はできても体側が伸びない…」など、からだの硬いポイントは人によって、それぞれです。なぜなら、日々培ってきたからだの動かし方や習慣は、ひとりひとり異なっているからです。

まずは、Part1で自分が動かすのが苦手な部位をチェックし、その部位のほぐしエクササイズを中心に行ないましょう。筋肉や関節の柔軟性が高まるだけでなく、からだが動く基本的な構造が理解できるようになり、最終的にヨガのポーズが上達します。部位と効果別のカテゴリーに分けられたほぐしエクササイズは、"安定した心地よいヨガのポーズ"をとる下地づくりとなるのです。

もちろん、一度エクササイズを行なっただけで、ヨガのポーズがとれるようになるとは限りません。くり返しほぐしエクササイズを行ないながら、からだに対する意識を磨き、ヨガのポーズの完成度を高めていきましょう。

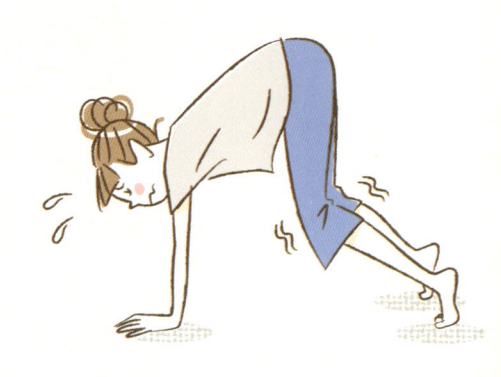

ほぐしエクササイズが効果的なワケ

ほぐしエクササイズのメリットは、どこにあるのでしょうか。
その秘密を探ってみましょう。

くり返し行なうことで、からだが変わる

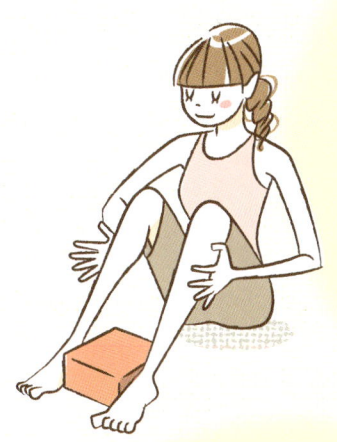

はじめはからだをどう動かすのか、どの部分に効いているのか、わからないかもしれません。けれども、焦らずくり返し行なうことで、徐々にからだが変わっていきます。柔軟性が高まり、からだの構造を理解できるようになると、体幹やバランス感覚も養われていきます。本書で紹介している回数、呼吸数を目安にして、習慣的に行ないましょう。

とれなかったポーズが"思い出す"ことでとれるようになる

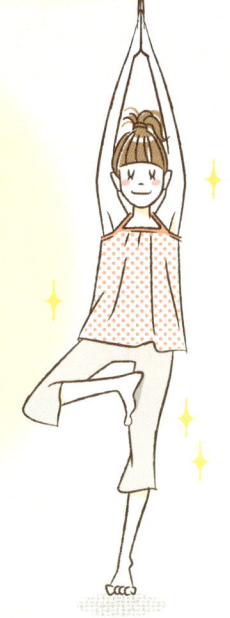

紹介する40種類のほぐしエクササイズは、ヨガのポーズの準備運動と考えましょう。ヨガのポーズを、ほぐしエクササイズで動かしたからだの感覚を思い出しながら行なうと、からだの柔軟性や感覚の違いがわかってくるでしょう。ほぐしエクササイズで筋肉や骨が動く感覚をつかむことができれば、今までできなかったヨガのポーズがとれるようになってきます。

プログラムを組んでみよう

ここでは、本書のプログラムの進め方をみていきましょう。まず始めに、自分のからだの硬さをチェックします。自分の弱点が分かったら、プログラムスタート！ **1** ウォームアップ **2** ほぐしエクササイズ **3** ヨガ **4** クールダウンの基本の流れを行なえば、徐々にからだはやわらかくなっていきます。

まずは、からだの硬さをチェックしよう

［からだの硬さをチェック］ PART **1** (p.19-29)

まず、紹介する5つのヨガのポーズで自分のからだの硬さをチェックしましょう。からだの硬いポイントは、ひとりひとり異なっているので、自分のからだに意識を向け弱点を知っておくことが大切です。自分の弱点がわかれば、その後のプログラムを自分で組むことができ、効率的にからだをほぐすことができます。

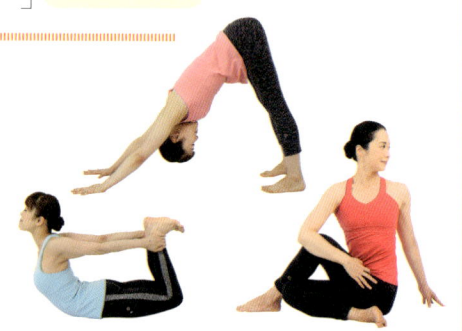

毎日のプログラムは、次のように進めましょう

1 ［ウォームアップ］ PART **1** (p.36)

ヨガを安全で効果的に行なうためには、ウォームアップでからだを温めておくことが大切です。ほぐしエクササイズのなかからピックアップした6種類のエクササイズで、からだの部位ひとつひとつをゆっくり丁寧にほぐしましょう。

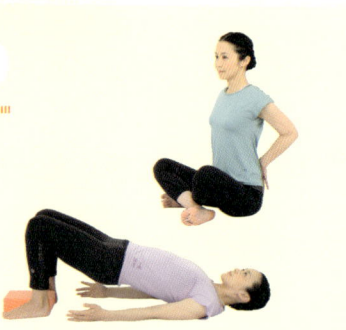

2 ［ほぐしエクササイズ］ PART 2 (p.39-88)

Part1でチェックした自分のからだの硬いポイント
をほぐすエクササイズ、または自分がやりたいヨ
ガのポーズに効くほぐしエクササイズを中心に行
ないましょう。からだの正しい使い方が身につき、
動かし方がわかるようになると、徐々に柔軟性が
高まってきます。本書で紹介している回数、呼吸
数を目安にして、習慣的に行ないましょう。

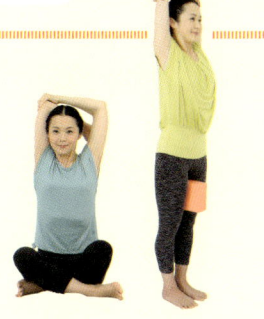

3 ［ヨガ］ PART 3 (p.89-153)

自分がやりたいポーズから始めても、Part2で行なったほぐ
しエクササイズに効くポーズから始めてもかまいません。ポー
ズをとるときに痛みが生じたり、からだがぐらついてしまう
ときは、プロセスのなかで紹介するほぐしエクササイズを行
ないましょう。からだの柔軟性や感覚の変化に気がつくで
しょう。ほぐしエクササイズとヨガのポーズを交互にくり返
し行なうことで、ヨガのポーズの完成度が高まってきます。

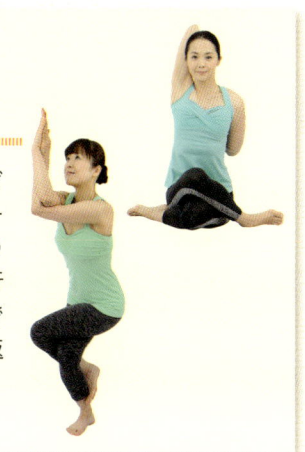

4 ［クールダウン］ PART 1 (p.37-38)

プログラムのあとは、リラクゼーションのポーズ
で全身の力を抜き、クールダウンしましょう。ヨ
ガの余韻を味わい、心身をリラックスさせる効果
があります。目を閉じて、心身の状態を観察する
とよいでしょう。

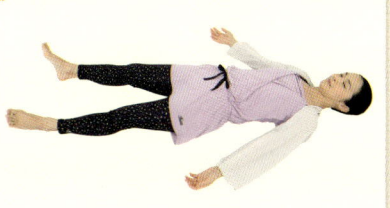

こんな使い方もできる！

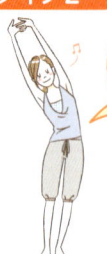

タイプ2

週1回、ヨガ教室に通いはじめたばかり。硬い部分をやわらかくし、できるポーズを増やしたい。

ヨガ初心者から経験者まで、タイプ別に合ったプログラムを組むこともできます。

タイプ1

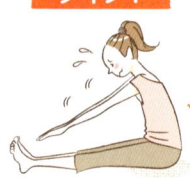

ヨガ経験ゼロ。からだが硬く、普段からほとんどからだを動かしていない。

1 からだが硬くて「ヨガなんて無理…」と思っているAさん。Part1でからだの硬さをチェックすると、 弓のポーズ （p.20）で上半身が持ち上がりません。

2 ほぐしエクササイズの 肩-11 （p.51）を行ない、肩まわりや上腕をほぐし、胸を開きます。

3 再び 弓のポーズ （p.20）に挑戦！胸が開きやすくなったので、上半身が持ち上がりやすくなります。

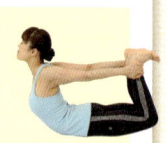

1 日々のデスクワークで肩がこっているBさん。ほぐしエクササイズの 肩-8 （p.48）で肩から腕にかけて丁寧にほぐします。

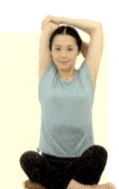

2 次に 肩-8 （p.48）が効く 牛の顔のポーズ （p.102）を行なうと、肩の可動域が広がり、背中の後ろで両手を組みやすくなります。

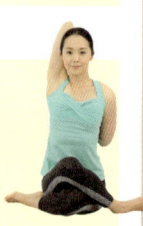

3 さらに 肩-8 （p.48）が効く ワシのポーズ （p.122）にも挑戦！腕が絡めやすくなり、ポーズの完成度が高まります。

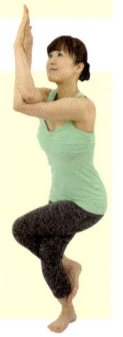

快適に行なうための道具

正しい姿勢を意識し、安全で快適なヨガのポーズを行なうための道具を紹介します。便利なのでなるべく用意することをおすすめします。

マット

ヨガは素足で行なうので、足元手元が滑らないよう、必ずマットを敷いて行ないます。自分に合ったものを選びましょう。

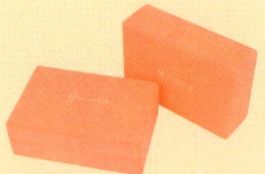

ブロック

姿勢矯正サポートやからだを支える補助具として使用します。丈夫な箱や箱入りの本などで代用してもよいでしょう。

＊ブロックの目安サイズ：幅23cm×奥行15cm×厚さ7.5cm

ほぐしエクササイズ＆ヨガを
行なうときのポイント

効果的にほぐしエクササイズ＆ヨガを行なうための
ポイントをおさえておきましょう。

毎日行ない
習慣化しよう

ほぐしエクササイズ＆ヨガの効果
をより高めるためには、毎日行な
い習慣化するのが理想です。ただ
し、できない日があっても途中で
投げ出さず、自分のペースで続け
ていきましょう。

呼吸しながら
行ないましょう

ヨガにおいて、呼吸はもっとも大
切な要素のひとつです。からだが
硬い人は、無理してポーズをとり、
息を止めてしまいがちですが、け
がの原因にもなるので、気持ちよ
く呼吸をしましょう。"深く長く"
がポイントです。

無理はせず
心地よさを感じましょう

ポーズのかたちにこだわるあまり、
痛みを我慢したり、反動をつけて
行なったりするのはやめましょう。
大切なのは、自分が気持ちよい伸
びを感じられることです。体調が
悪くなったら無理せず中断してく
ださい。

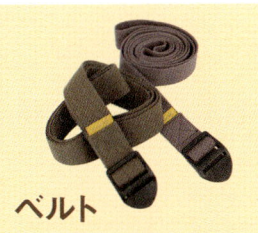

ベルト

前屈や足を大きく開くポーズのと
き、輪をつくりそのなかに手や足
を通したりして、補助具として用
います。タオルで代用できること
もあります。

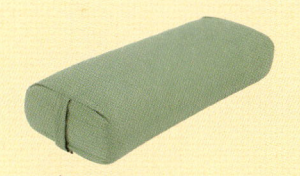

ボルスター

主にリラックス効果の高いヨガの
ポーズをとるときに頭や骨、お尻
をサポートしたり、姿勢をキープ
したりするのに役立ちます。

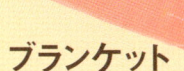

ブランケット

お尻や、肩、頭などの下に敷きま
す。骨が床にあたることで生じる
痛みを和らげ、からだの歪みを補
正するのに役立ちます。

ところでヨガって何でしょう？

からだをやわらかくし、ダイエット効果やリラクゼーション効果もあるヨガ。その本質を理解すれば、もっと楽しめるようになります。まずはヨガの基本を学びましょう。

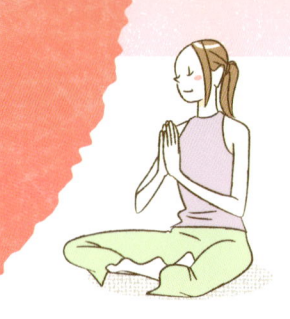

ヨガは心とからだにさまざまな効果をもたらす

日本のヨガ人口は年々増加しており、2010年には100万人を超えたと推定されています。多くの人に支持されている理由として考えられるのは、心身にさまざまな効果を与えてくれることでしょう。からだの柔軟性が高まる、健康になる、きれいになるといったからだへの影響はもちろん、精神面にも多くの効能をもたらしてくれます。

ではなぜ、ヨガでからだを動かすことで心にも効果が出るのでしょうか。それは、そもそもヨガは精神面を理想的な状態に導くために生まれたものだからです。

ヨガは、サンスクリット語で「くびき（牛馬を荷台につなぐ横木）をつける」という意味をもつ「ユジュ」が語源だといわれています。つまりヨガとは、もともと暴れる牛馬のような乱れた心を、集中させて落ちつかせ、理想的な状態へと導くための鍛練方法なのです。

ヨガの目的は「陽」と「陰」の心のバランスを整えること

では、理想的な心とはどのような状態なのでしょうか。ヨガでは、覇気があってやる気に満ちた「陽」の心と、穏やかに落ちついた「陰」の心のバランスがとれている状態を理想的と考えます。

一般的に、「陽」が強すぎるとやる気はあるが周囲にものごとを強要してしまい、「陰」に偏りすぎるとものごとへの意欲がなくなってしまうといわれています。

ヨガを続けていくといつも自然体でいられるようになる

心を理想的な状態に導くために大切なのは、自分と向き合い、精神状態や体調を観察すること。そして、弱さを含めたありのままの自分を受け入れることです。

ヨガを行なうときは、できるだけ自分の内面と静かに向き合える環境をつくることが大切です。

そのような環境でヨガの練習を積み重ねることによって、いつどんな場所でも「自分の存在自体に価値がある」と気づけるようになり、心の「陰」と「陽」のバランスがとれた「自然体」でいられるようになるとされています。

アーサナと呼吸法によって瞑想を深めていくのが「ヨガ」

心を理想的な状態に保つために生まれたヨガですが、当初は心を空にする「瞑想」を主とし、"悟り"をめざすものでした。悟りとは、すべてのものとの一体感を感じ、自分が生かされている存在であると気づくこと。そして、自分や周囲に感謝の心をもち、愛することです。

しかし、心のコントロールだけで悟りをめざすのは難しいもの。そこで、心と密接に結びついている「からだ」と「呼吸」を整えて心を調整し、悟りの境地に辿りつくための方法が編み出されました。これが、現代にもつながるヨガ"エクササイズ"の原点です。

ヨガのポーズ＝「アーサナ」を行ないながら深い「呼吸」をすることで、「瞑想」を行ないやすくなり、心が調整できます。この「瞑想」「アーサナ」「呼吸法」は「ヨガの三大要素」といわれています。

ヨガの三大要素

瞑 想

心を空っぽの状態にすること。心がリセットされるので、物事のとらえ方が前向きになり、心穏やかに日常を過ごすことができます。集中力が高まり、ヨガのポーズも上達します。

アーサナ
（ヨガのポーズ）

サンスクリット語でポーズ、または姿勢のこと。アーサナでからだを整えることで、間接的に心を調整します。筋肉や関節、内臓に働きかけ、柔軟で強靭なからだを養う目的もあります。

呼吸法

呼吸法の原則は、あくまでも気持ちよく呼吸すること。自分の息を観察し、味わい、そして自由に解放することで、自然と呼吸も深まります。心のバランスを調整する効果も。

チャクラとは？

わたしたちのからだには、「チャクラ」というものがあるのをご存じでしょうか。ヨガを行なううえで大切なキーワードですので、ぜひ覚えておきましょう。

チャクラは物理的に存在しているわけではないので、見たり触れたりできませんが、心とからだを調整する場所といわれています。主要なものは7つで、心身のさまざまな器官と対応しています。ヨガのポーズと呼吸、瞑想でからだを刺激することによって調整されます。すると、心にも活力がみなぎり、心身ともに健康になれるのです。

7つのチャクラ

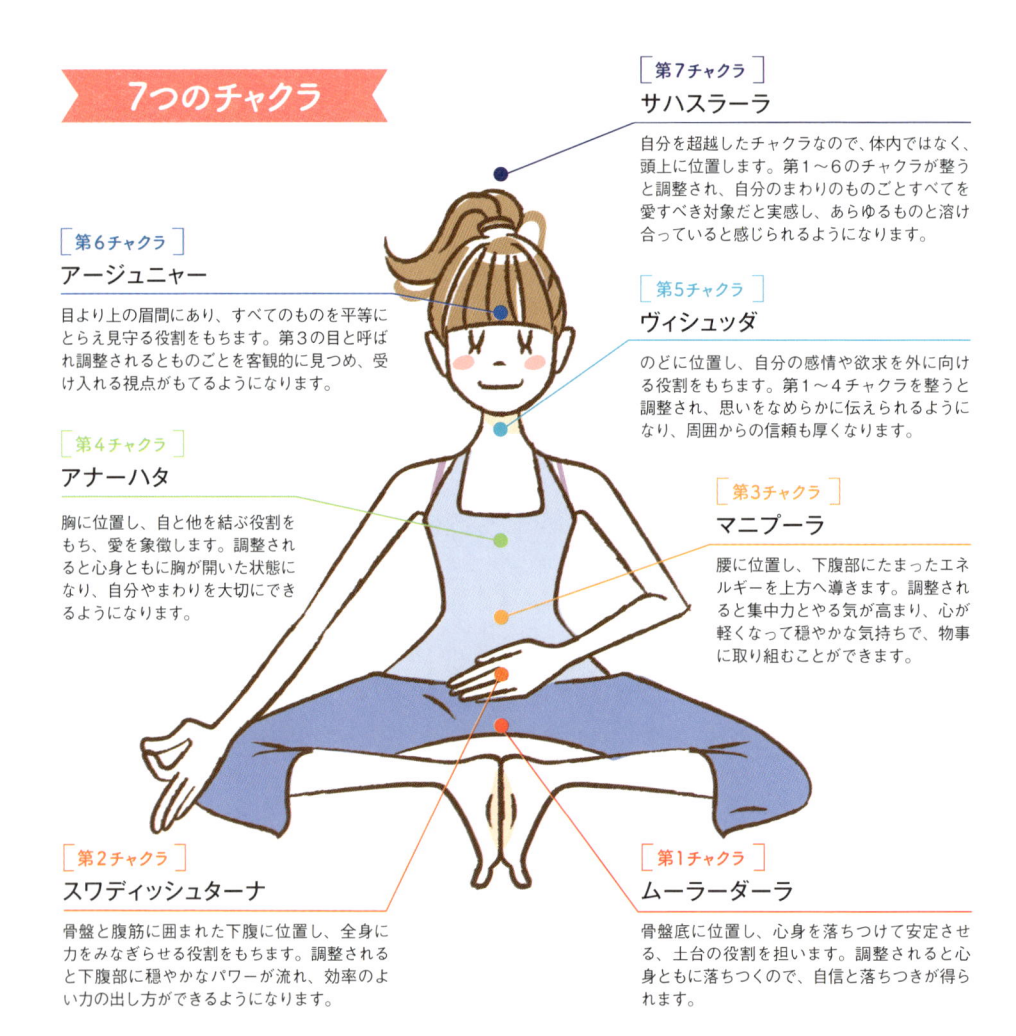

[第7チャクラ]
サハスラーラ
自分を超越したチャクラなので、体内ではなく、頭上に位置します。第1〜6のチャクラが整うと調整され、自分のまわりのものごとすべてを愛すべき対象だと実感し、あらゆるものと溶け合っていると感じられるようになります。

[第6チャクラ]
アージュニャー
目より上の眉間にあり、すべてのものを平等にとらえ見守る役割をもちます。第3の目と呼ばれ調整されるとものごとを客観的に見つめ、受け入れる視点がもてるようになります。

[第5チャクラ]
ヴィシュッダ
のどに位置し、自分の感情や欲求を外に向ける役割をもちます。第1〜4チャクラを整うと調整され、思いをなめらかに伝えられるようになり、周囲からの信頼も厚くなります。

[第4チャクラ]
アナーハタ
胸に位置し、自と他を結ぶ役割をもち、愛を象徴します。調整されると心身ともに胸が開いた状態になり、自分やまわりを大切にできるようになります。

[第3チャクラ]
マニプーラ
腰に位置し、下腹部にたまったエネルギーを上方へ導きます。調整されると集中力とやる気が高まり、心が軽くなって穏やかな気持ちで、物事に取り組むことができます。

[第2チャクラ]
スワディッシュターナ
骨盤と腹筋に囲まれた下腹に位置し、全身に力をみなぎらせる役割をもちます。調整されると下腹部に穏やかなパワーが流れ、効率のよい力の出し方ができるようになります。

[第1チャクラ]
ムーラーダーラ
骨盤底に位置し、心身を落ちつけて安定させる、土台の役割を担います。調整されると心身ともに落ちつくので、自信と落ちつきが得られます。

5つのヨガのポーズで
自分の弱点をチェックしよう

まず、代表的な5つのヨガのポーズで自分のからだの弱点をチェックしてみましょう。自分のからだに意識を向け弱点を知ることは、からだをほぐしていくうえで、とても重要です。「股関節は硬いけれど体側はやわらかい」など、自分のからだの特徴がわかるでしょう。

また、「姿勢」や「からだの構造」、「呼吸」などヨガを始める前に知っておきたい基礎知識を学んでおくと、より効果的にヨガを行なうことができます。

5つのヨガのポーズで 自分の弱点をチェックしよう

ヨガの代表的な5つのポーズで、
自分のからだの弱点をチェックしてみましょう。
自分の弱点がわかれば、どの部位を重点的に
ほぐせばいいのかが明確になります。

1 弓のポーズ

弓のポーズで、肩周辺の硬さや胸の開き、お腹周辺の体幹の強さなどをチェックしましょう。

1 うつ伏せになっててのひらを胸の横につき、ひざを90度に曲げる。息を吐きながら太もものつけ根から足を天井に向かって片方ずつ引き上げる。左右2〜3回ずつ行なう。

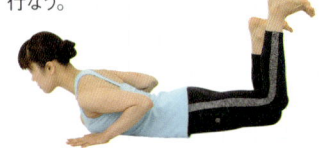

2 両ひざをお尻に向かって曲げ、手で足首をつかむ。あごは床につけ、ひと息吐く。

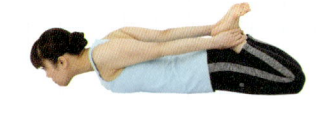

3 息を吸いながら、てのひらとすねを互いに押し合うようにしながら上体、ひざを引き上げる。この姿勢で、3呼吸する。

Check ❶ からだを反ったときに腰に痛みはないですか

Check ❷ 上半身は、しっかりと高く持ち上がっていますか

Check ❸ 手で足首をつかむことができますか

* 弓のポーズ の詳細 ▶p.136

Check ❶ で
からだを反ったときに
腰に痛みがある人は

▌腰を痛めないように、
腹横筋や体幹を強くします

痛みの原因は腰だけに負担をかけた状態で、からだを反っていること。腹横筋や体幹を鍛え、股関節を開くほぐしエクササイズを行ない、背骨全体でアーチを描くような反り方をマスターしましょう。からだを縦に長く伸ばすイメージをもつことが大切です。

Check ❷ で
上半身がしっかり、
高く持ち上がらない人は

▌肩や二の腕を伸ばし、
上半身を引き上げましょう

上半身を引き上げるための筋肉が使われていない状態です。肩や二の腕、脇をストレッチするほぐしエクササイズを行ない、胸を引き上げるための筋肉の使い方をマスターしましょう。肩まわりがほぐれると上半身が高く持ち上がりやすくなります。

Check ❸ で
手で足首をつかむことが
できない人は

▌肩周辺の筋肉をほぐし、
腕を回しやすくしましょう

胸の筋肉が縮み、肩周辺の筋肉がこり固まっています。胸を左右に広げ、肩周辺をほぐすエクササイズで肩まわりから体側の伸びを促します。また、上腕を外側に（外旋）、ひじ下を内側に向けて回す動きを意識すると足首をつかみやすくなります。

弱点を克服！ ヨガのポーズの前に行ないたいほぐしエクササイズ

＼ Check ❶ の弱点を 克服するには… ／

体幹-1 ▶p.80
からだの軸を強くすることで、下半身から上半身への引き上げを意識できるようになります

体幹-4 ▶p.85
腹横筋を鍛え、体幹を強くします

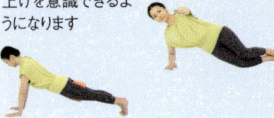

股関節-4 ▶p.67
股関節の前側を開くことで、腸腰筋や太ももの前側をほぐします

股関節-5 ▶p.68
股関節をほぐすことで、左右の骨盤の位置を整えます

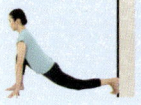 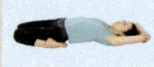

＼ Check ❷ の弱点を 克服するには… ／

肩-11 ▶p.51
上腕がほぐれ、胸を引き上げやすくなります

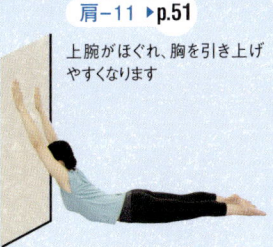

＼ Check ❸ の弱点を 克服するには… ／

肩-2 ▶p.42
肩甲骨周辺の筋肉と胸を広げることで、肩まわりの柔軟性が高まります

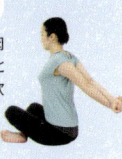

肩-7 ▶p.47
腕を後ろに引くことで、首から肩を覆う筋肉の前側から胸まわりの筋肉までほぐれます

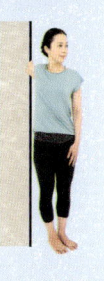

2 ねじりのポーズ

ねじりのポーズで、背骨や腰の柔軟性や股関節の硬さなどをチェックしましょう。

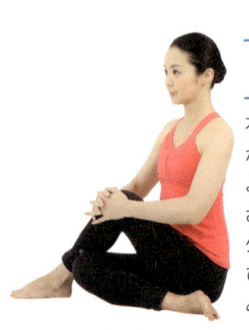

1
右ひざを曲げ、かかとがお尻の左側にくるようにして座る。左ひざは立てて右ひざの外側に足をつく。左ひざの上で手を組み、ひと息吐く。

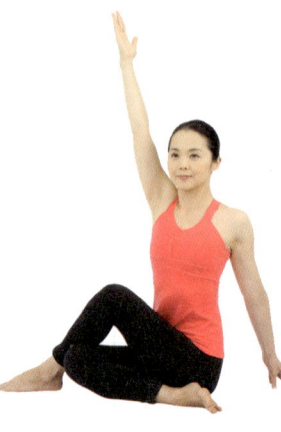

2
息を吸いながら右手を天井に向かって伸ばし、体側を引き上げる。お尻が浮かないよう、左右の坐骨をしっかり床につける。

3
息を吐きながら右ひじを左ひざの外側にかけ、手を太ももに添える。ウエストから上半身をねじり、3呼吸する。足を入れ替えて両側をチェックする。

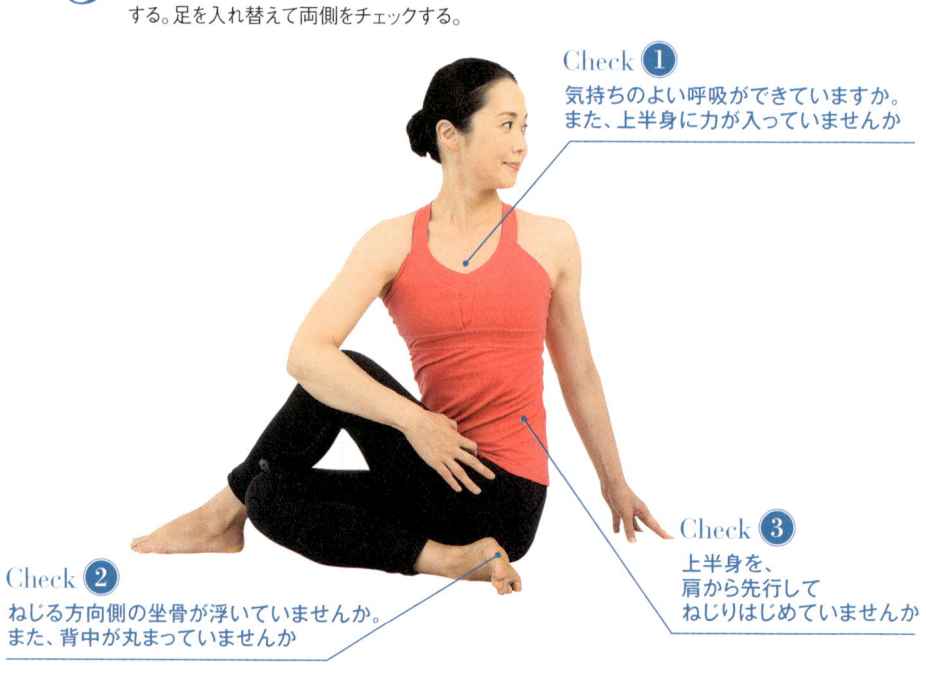

Check ❶
気持ちのよい呼吸ができていますか。
また、上半身に力が入っていませんか

Check ❸
上半身を、
肩から先行して
ねじりはじめていませんか

Check ❷
ねじる方向側の坐骨が浮いていませんか。
また、背中が丸まっていませんか

＊ ねじりのポーズ の詳細 ▶p.108

Check ❶ で 気持ちのよい呼吸が できなかったり、 上半身に力が入ったり する人は	Check ❷ で 坐骨が浮いたり、 背骨が丸くなってしまう 人は	Check ❸ で 上半身を、 肩から先行して ねじっている人は
▌胸を左右に広げ 気持ちよく呼吸しましょう	▌足裏やすねの筋肉を刺激し、 股関節を柔軟にしましょう	▌背骨を根元からねじる 感覚を養いましょう
気持ちのよい呼吸ができない原因は、上半身を無理にねじろうとするから。余分な力が入ると上半身が緊張してしまうため、深い呼吸はできません。胸を左右に広げ、背骨を伸ばすほぐしエクササイズを行ない、気持ちのよい呼吸やリラックスしたときの感覚をつかみましょう。	骨盤の安定や背骨をまっすぐ保つためには、股関節の可動域に関わる筋肉をきちんと働かせることが大切です。まずは、普段は意識しない足の裏やすねの筋肉を目覚めさせるほぐしエクササイズを行ないましょう。内もものの筋肉や股関節に働きかけることで、可動域が広がります。	背骨が曲がっていたり、肩から無理やりねじったりすると、ポーズの効果を十分に得られません。まずは、仙骨を意識して、背骨を根元からねじる感覚を養うほぐしエクササイズを行ないましょう。背骨を下から上にらせんを描くイメージをもつと、ポーズがとりやすくなります。

弱点を克服！ ヨガのポーズの前に行ないたいほぐしエクササイズ

＼ Check ❶ の弱点を 克服するには…

背骨−3 ▶p.59

両腕を左右に開くことで自然と胸が広がり、深い呼吸ができます

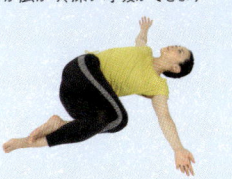

＼ Check ❷ の弱点を 克服するには…

脚−1 ▶p.74

足の裏で床を押し、足裏やすねの筋肉を刺激することで股関節まわりがほぐれます

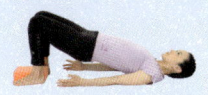

脚−2 ▶p.75

内ももと骨盤内の奥の筋肉を刺激することで、股関節まわりがほぐれます

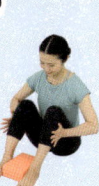

＼ Check ❸ の弱点を 克服するには…

背骨−5 ▶p.62

背骨を腰からねじる感覚が養えます

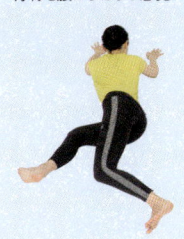

3 足を開くポーズ

股関節の硬さ、背骨の伸び、足の筋肉が正しく使えているかどうかなどをチェックしてみましょう。

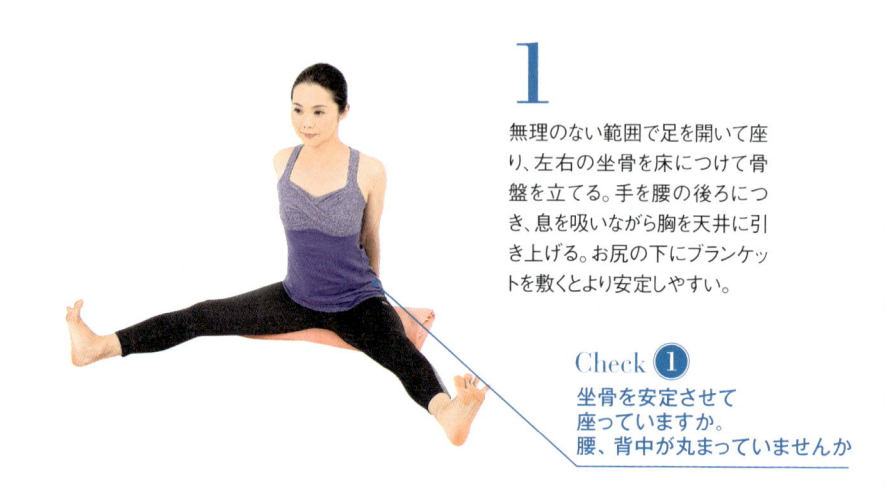

1

無理のない範囲で足を開いて座り、左右の坐骨を床につけて骨盤を立てる。手を腰の後ろにつき、息を吸いながら胸を天井に引き上げる。お尻の下にブランケットを敷くとより安定しやすい。

Check ❶
坐骨を安定させて
座っていますか。
腰、背中が丸まっていませんか

2

息を吐きながら股関節から上体を倒し、腕を伸ばす。下腹部を引き上げたまま背筋を伸ばす。この姿勢で3呼吸する。

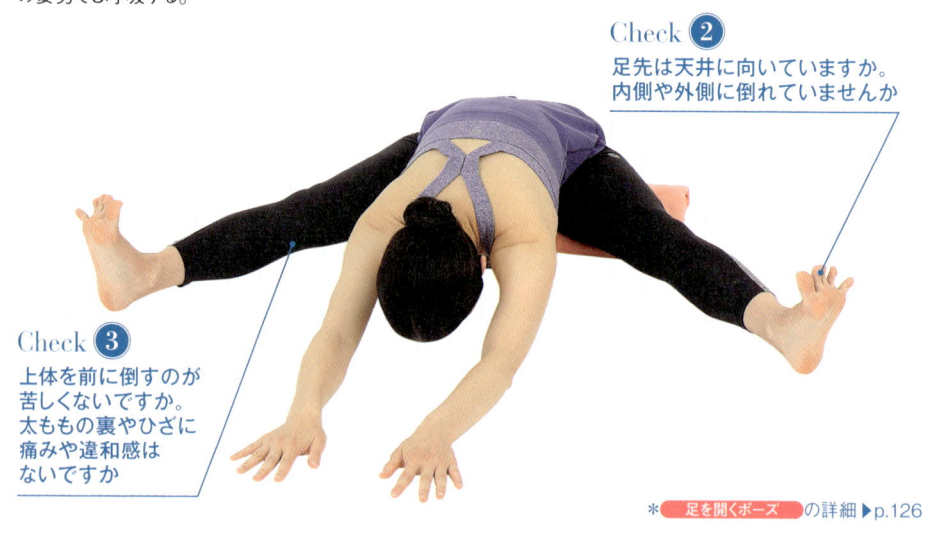

Check ❷
足先は天井に向いていますか。
内側や外側に倒れていませんか

Check ❸
上体を前に倒すのが
苦しくないですか。
太ももの裏やひざに
痛みや違和感は
ないですか

＊ 足を開くポーズ の詳細 ▶p.126

Check ❶ で
坐骨が安定せず、腰、背中が丸まってしまう人は

■ 背骨をほぐし骨盤周辺と股関節を開きましょう

背骨と骨盤まわりがこり固まっていて、背骨の伸びが感じられていない状態です。ほぐしエクササイズで、背骨の動きを滑らかにしましょう。背骨と連動して股関節の可動域が広がると、坐骨が安定するため、背骨が自然と引き伸ばされます。

Check ❷ で
足先が天井に向かず、内側や外側に倒れている人は

■ 足の内側や外側の筋肉を使えるようになりましょう

足の筋肉が正しく使われていない状態です。そのまま上半身を深く倒すと、ひざや腰、背中などを痛めてしまうことも。ほぐしエクササイズで縮みがちな足の内側のラインを伸ばしたり、太ももの筋肉を外側にひねる感覚を養ったりしましょう。

Check ❸ で
上体を前に倒すのが苦しかったり、太ももの裏やひざに違和感のある人は

■ からだの前側を引き上げる感覚を養いましょう

太ももの裏側だけに負担がかかっている状態です。全身のつながりを感じ、からだの前側を引き上げる感覚を養うエクササイズを行ないましょう。足の筋肉全体の使い方が意識できるようになり、背骨が伸びて股関節の可動域も広がります。

弱点を克服！ ヨガのポーズの前に行ないたいほぐしエクササイズ

╲ Check ❶ の弱点を克服するには… ╱

背骨-1 ▶p.56

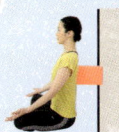

背中の筋肉と股関節に働きかけることで、緊張がほぐれます

股関節-1 ▶p.64

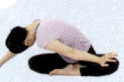

股関節周辺の筋肉が重点的にほぐれます

脚-4 ▶p.77

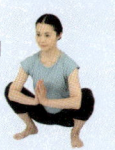

股関節をほぐし、内ももの筋肉が引き締まります

╲ Check ❷ の弱点を克服するには… ╱

脚-2 ▶p.75

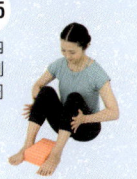

内ももから骨盤内の奥の筋肉が刺激され、股関節周辺がほぐれます

脚-5 ▶p.78

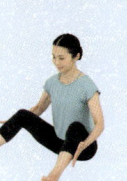

足裏の筋肉を刺激し、すねの筋肉を強化します

╲ Check ❸ の弱点を克服するには… ╱

股関節-7 ▶p.70

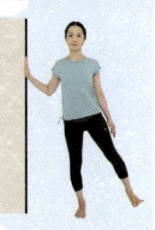

太ももの筋肉を裏側だけでなく前側、横側も意識して太ももの骨を動かします

全身-3 ▶p.88

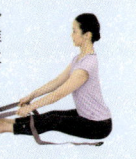

腰の緊張をほぐして背骨を伸ばし椎骨ひとつひとつに隙間をつくります

4 下を向いた犬のポーズ

下を向いた犬のポーズで、肩周辺、足裏、股関節、手首の硬さなどをチェックしましょう。

1 肩の真下に手を、股関節の真下より少し後ろにひざをつく。

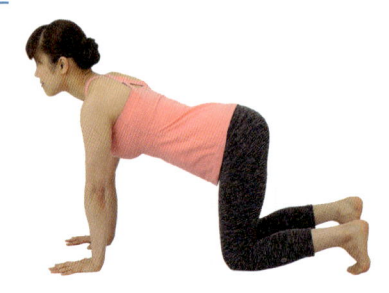

2 息を吸いながらつま先を立て、胸を引き上げて腰を反らせる。

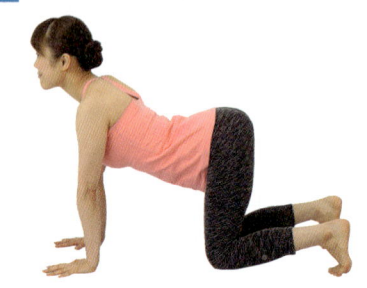

3

息を吐きながら、2で反らした腰をキープしたまま両手で床を押して、お尻を天井に向かって引き上げる。かかとを床につけ、太もも裏側からふくらはぎにかけての伸びを感じます。

Check ❶ 背中や腰が丸くなっていませんか

Check ❷ 手の親指と、人さし指のつけ根が床から浮いていませんか

Check ❸ 上半身に体重がかかりすぎて両手で支えるのがつらくないですか

Check ❹ かかとは床にしっかりついていますか

＊ **下を向いた犬のポーズ** の詳細 ▶p.150

Check ❶で 背中や腰が 丸くなってしまっている人は	Check ❷で 手の親指と 人さし指のつけ根が浮いてしまっている人は	Check ❸で 上半身に体重がかかりすぎて、両手で支えるのがつらい人は	Check ❹で かかとが床にしっかりついていない人は
▎股関節の前側をほぐしましょう	▎手首と前腕の筋肉をストレッチしましょう	▎肩甲骨や脇をほぐしましょう	▎足全体の筋肉を活性化させましょう
お腹の奥の深層筋（腸腰筋）のストレッチが不十分で股関節の前側がほぐれていない状態です。ほぐしエクササイズで腸腰筋と股関節の前側をほぐすとよいでしょう。骨盤の位置が整い、腰の辺りから背筋にかけて心地よい伸びが感じられるようになります。	手首に過度の負担がかかり、小指側に体重がかかってしまっている状態です。エクササイズで手首と前腕の筋肉をストレッチしましょう。てのひら全体で床を押すと同時に、腕の筋肉が引き上がる感覚が身につくと、親指や人さし指のつけ根が浮かなくなります。	肩周辺が硬い、あるいは、脇の伸びが不十分だと、両手で床をしっかり押せません。そのため、体重を下半身に分散できず、上半身ばかりに体重がかかってしまうのです。肩甲骨をほぐしたり、脇を伸ばしたりするほぐしエクササイズを行ないましょう。	アキレス腱やふくらはぎ、太ももの裏側などが硬いことが主な原因です。足の裏側を伸ばすほぐしエクササイズで足全体の筋肉を刺激しましょう。同時にアキレス腱や足首のストレッチを行なうと柔軟性が増し、かかとが床につくようになります。

弱点を克服！ ヨガのポーズの前に行ないたいほぐしエクササイズ

＼Check ❶の弱点を／ 克服するには…

股関節−2 ▶p.65

股関節をほぐすことで、左右の骨盤の位置が整います

股関節−4 ▶p.67

股関節の前側を開くことで、腸腰筋や太ももの前側がほぐれます

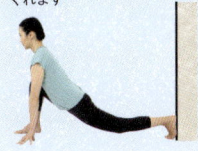

＼Check ❷の弱点を／ 克服するには…

手首−1 ▶p.73

手と前腕の筋肉をストレッチすると、てのひら全体で床を押し出す感覚が身につきます。

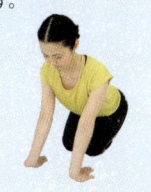

＼Check ❸の弱点を／ 克服するには…

肩−2 ▶p.42

肩−4 ▶p.44

肩−8 ▶p.48

肩−9 ▶p.49

肩−10 ▶p.50

肩−12 ▶p.52

肩甲骨まわりをほぐし、脇をしっかり伸ばします

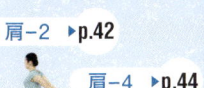

＼Check ❹の弱点を／ 克服するには…

足首−1 ▶p.72

足首やふくらはぎ、すねを伸ばすことで、柔軟性を高めます

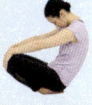

脚−3 ▶p.76

足首の筋肉を刺激することで、床に向かって足を押し出す力が養われます

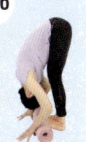

5 伏せたハトのポーズ

伏せたハトのポーズで股関節の硬さ、足の筋肉が正しく使えているかなどをチェックしてみましょう。

1 背筋を伸ばして立ち、息を吸いながら左足を後ろに引いて腰を落とし、両手を右足の両脇につく。

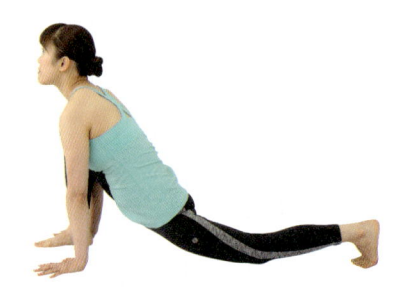

2 右足を左手の後ろに移動させ、息を吐きながら右ひざを外側に倒す。ひざが床につかない人は、ボルスターやクッションを置いて補助してもよい。

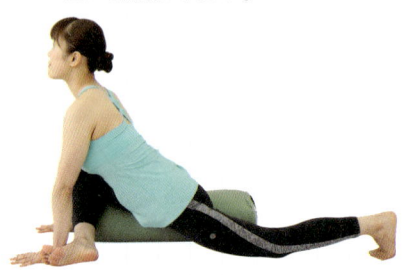

3 左足の甲を伸ばして床につけ、ひと息吸った後、息を吐きながら両腕を前方に伸ばして上体を床に倒す。足を入れ替えて両側をチェックする。

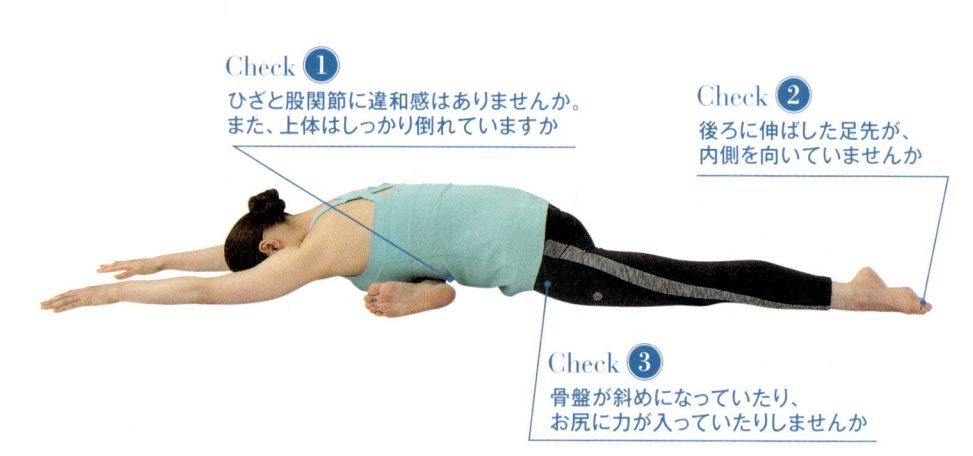

Check ❶ ひざと股関節に違和感はありませんか。また、上体はしっかり倒れていますか

Check ❷ 後ろに伸ばした足先が、内側を向いていませんか

Check ❸ 骨盤が斜めになっていたり、お尻に力が入っていたりしませんか

＊ 伏せたハトのポーズ の詳細 ▶p.106

Check **❶** で ひざと股関節に違和感が あり、上体を十分に 倒せない人は	Check **❷** で 後ろに伸ばした足先が、 内側に向いている人は	Check **❸** で 骨盤が斜めになっていたり、 お尻に力が入っている 人は
股関節を開き、お尻や 外ももの筋肉をほぐします	**すねや足裏にまで 意識を向けましょう**	**お腹の奥の筋肉を伸ばし 骨盤を安定させます**
股関節やお尻、太ももの外側 の筋肉が硬いため、ひざに負 担がかかり、上体も十分に倒 すことができません。股関節 を開き、左右の骨盤の位置を 整えるほぐしエクササイズを 行ないましょう。徐々に正し い姿勢感覚を養えるようにな ります。	すねの筋肉や足裏に意識を向 ける習慣がないことが主な原 因です。足裏で壁を押したり、 すねの筋肉を強くしたりする エクササイズで足全体の力強 い伸びを養いましょう。足が 真っすぐに伸びると、背骨の 歪みも整い、上半身の伸びも スムーズになります。	お腹の奥の筋肉（腸腰筋）が 十分に伸びていないため、後 ろ足が外側に傾いてしまうこ とが主な原因です。両足を内 側に向けて回し（内旋）、骨盤 の安定をはかれるようにな る、ほぐしエクササイズを行 ないましょう。続けることで、 腰痛の防止にも役立ちます。

弱点を 克服！ ▶ **アーサナの完成度を高めるほぐしエクササイズ**

Check **❶** の弱点を 克服するには…	Check **❷** の弱点を 克服するには…	Check **❸** の弱点を 克服するには…
股関節−4 ▶p.67	**股関節−4 ▶p.67**	**股関節−3 ▶p.66**
股関節を開くことで、太ももの前 側がほぐれます	股関節を開くことで、太ももの前 側がほぐれます	股関節を開くことで太ももの前側 やお腹の奥の筋肉がほぐれます
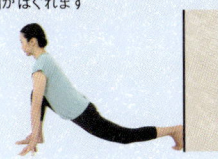	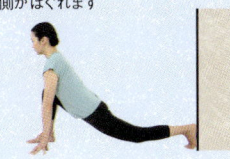	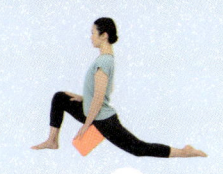
股関節−6 ▶p.69	**脚−2 ▶p.75**	**股関節−5 ▶p.68**
太ももの外側とお尻の筋肉がほ ぐれ、左右の骨盤の位置が整い ます	足裏で床を押すこと で、足の内側の筋 肉が鍛えられます	股関節をほぐし、左右の骨盤の位 置が整います
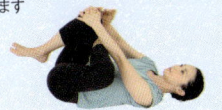	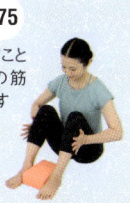	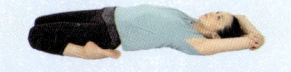

ヨガを始める前に知っておきたいこと

ここからは、ヨガを始める前に知っておきたいことを紹介します。❶基本の姿勢 ❷からだの構造 ❸呼吸法 ❹ウォームアップ ❺クールダウンなどの基礎知識を身につけておくと、ほぐしエクササイズ&ヨガのポーズの効果を最大限に得ることができます。

1　基本の姿勢

基本の座り方　安楽座

座位のアーサナの基本姿勢です。正しい姿勢で行なえば、長時間楽に同じ姿勢を保つことができます。

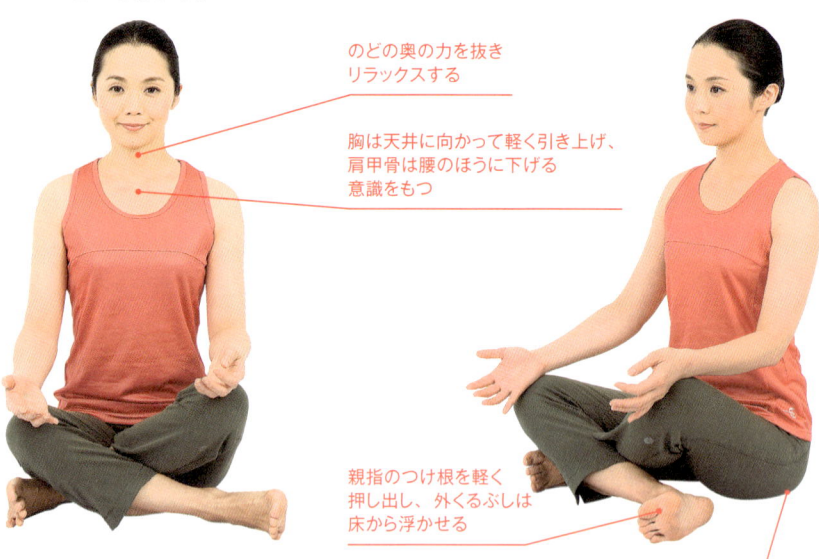

のどの奥の力を抜き
リラックスする

胸は天井に向かって軽く引き上げ、
肩甲骨は腰のほうに下げる
意識をもつ

親指のつけ根を軽く
押し出し、外くるぶしは
床から浮かせる

坐骨を床につけて、
骨盤を立てる

自然に呼吸をしながら、足を交差させ背骨を伸ばして座る。てのひらは上向きにして、ひざの上に置く。
＊坐骨を安定させて座れない場合は、お尻の下に折りたたんだブランケットを敷く。

基本の立ち方　山のポーズ

立位の基本姿勢です。からだの中心軸をまっすぐにして立ち、背筋を伸ばして、足の裏全体をしっかり床につけます。日常生活でもこのポーズを意識すると、姿勢がよくなり集中力を高めることができます。

頭頂部は天井に
引っ張られる意識をもつ

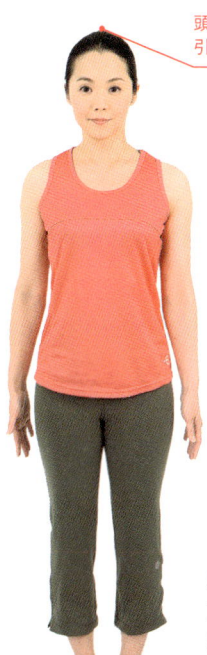

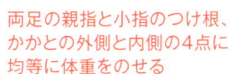

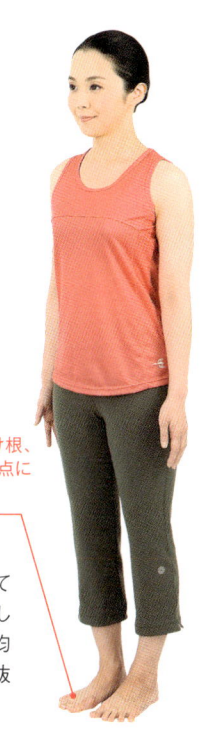

両足の親指と小指のつけ根、
かかとの外側と内側の4点に
均等に体重をのせる

足を軽く開き、背筋を伸ばして立つ。足裏全体で地面を踏みしめ、両足の親指のつけ根に均等に体重をのせる。肩の力を抜き、ゆったりと呼吸をくり返す。

背骨のS字ラインを意識しよう

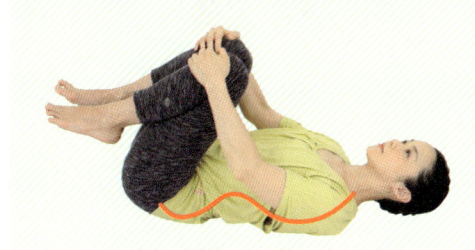

背骨のS字ラインを整えると、腰や骨盤の位置が正常に戻り、体幹が鍛えられボディラインも美しくなります。理想的な背骨の形状であるS字ラインをより意識しやすくするためには、体幹-3 (p.84)を行ない、普段の姿勢から背骨のS字ラインを意識しましょう。

2 からだの構造

ほぐしエクササイズやヨガの効果を最大限に高めるためには、
骨格や筋肉がどのように動いているかを考えながら行なうこと
が有効です。私たちのからだの構造を見てみましょう。

＊太字は、本書でよく登場する名称です。

骨格

からだを支え、体型をつくる骨格。
人間の体内には200を超える数の骨
があります。主要な骨の名称とその
位置を紹介します。

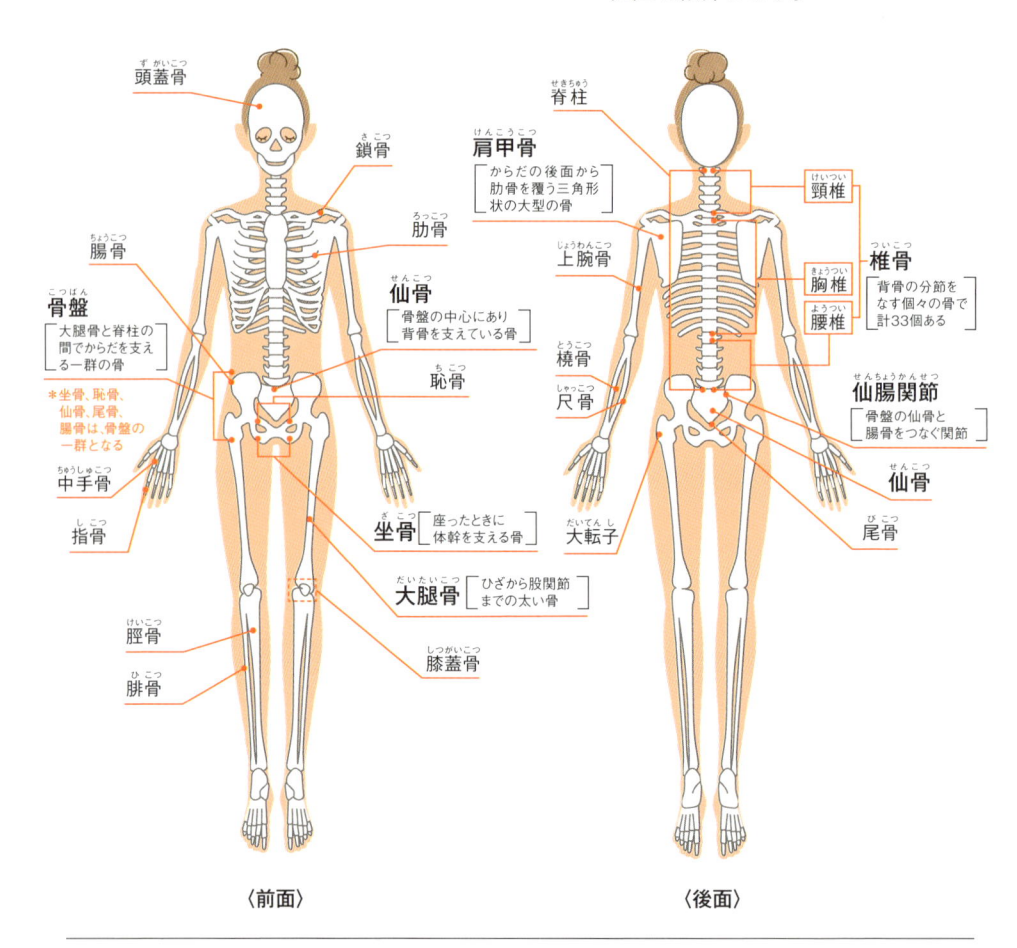

〈前面〉　　　〈後面〉

頭蓋骨（ずがいこつ）
鎖骨（さこつ）
肋骨（ろっこつ）
腸骨（ちょうこつ）
骨盤（こつばん）［大腿骨と脊柱の間でからだを支える一群の骨］
＊坐骨、恥骨、仙骨、尾骨、腸骨は、骨盤の一群となる
仙骨（せんこつ）［骨盤の中心にあり背骨を支えている骨］
恥骨（ちこつ）
中手骨（ちゅうしゅこつ）
指骨（しこつ）
坐骨（ざこつ）［座ったときに体幹を支える骨］
大腿骨（だいたいこつ）［ひざから股関節までの太い骨］
脛骨（けいこつ）
腓骨（ひこつ）
膝蓋骨（しつがいこつ）

脊柱（せきちゅう）
肩甲骨（けんこうこつ）［からだの後面から肋骨を覆う三角形状の大型の骨］
上腕骨（じょうわんこつ）
橈骨（とうこつ）
尺骨（しゃっこつ）
頸椎（けいつい）
椎骨（ついこつ）［背骨の分節をなす個々の骨で計33個ある］
胸椎（きょうつい）
腰椎（ようつい）
仙腸関節（せんちょうかんせつ）［骨盤の仙骨と腸骨をつなぐ関節］
仙骨（せんこつ）
尾骨（びこつ）
大転子（だいてんし）

筋肉

ほぐしエクササイズやヨガを行なう際は、どこの筋肉が伸びているのか、どこを強化しているのかを意識しながら行なうことが大切です。ここでは、主要な筋肉を紹介します。

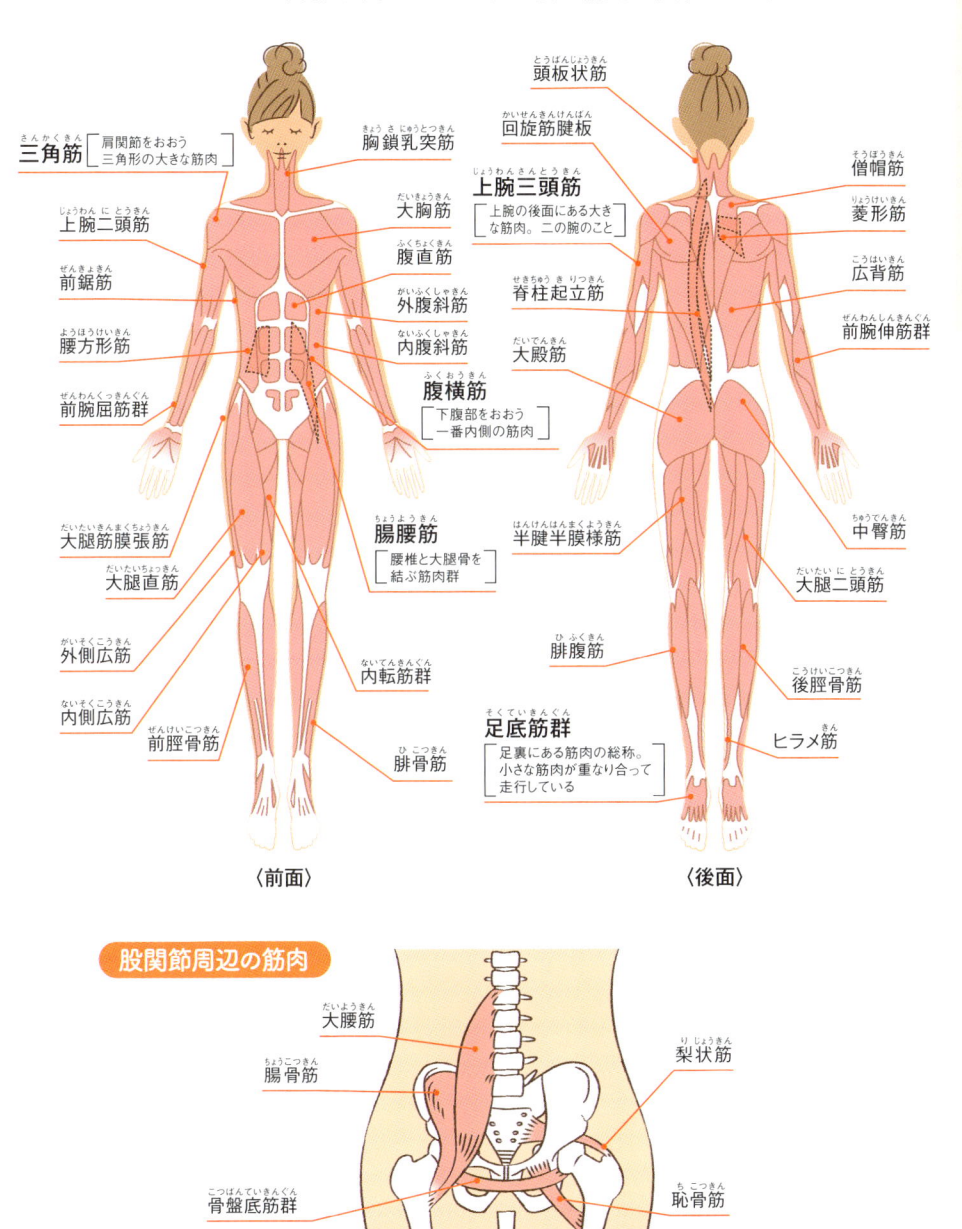

さんかくきん
三角筋 [肩関節をおおう 三角形の大きな筋肉]

じょうわんにとうきん
上腕二頭筋

ぜんきょきん
前鋸筋

ようほうけいきん
腰方形筋

ぜんわんくっきんぐん
前腕屈筋群

だいたいきんまくちょうきん
大腿筋膜張筋

だいたいちょっきん
大腿直筋

がいそくこうきん
外側広筋

ないそくこうきん
内側広筋

ぜんけいこつきん
前脛骨筋

きょうさにゅうとつきん
胸鎖乳突筋

だいきょうきん
大胸筋

ふくちょくきん
腹直筋

がいふくしゃきん
外腹斜筋

ないふくしゃきん
内腹斜筋

ふくおうきん
腹横筋 [下腹部をおおう 一番内側の筋肉]

ちょうようきん
腸腰筋 [腰椎と大腿骨を 結ぶ筋肉群]

ないてんきんぐん
内転筋群

ひこつきん
腓骨筋

〈前面〉

とうばんじょうきん
頭板状筋

かいせんきんけんばん
回旋筋腱板

じょうわんさんとうきん
上腕三頭筋 [上腕の後面にある大きな筋肉。二の腕のこと]

せきちゅうきりつきん
脊柱起立筋

だいでんきん
大殿筋

はんけんはんまくようきん
半腱半膜様筋

ひふくきん
腓腹筋

そくていきんぐん
足底筋群 [足裏にある筋肉の総称。 小さな筋肉が重なり合って 走行している]

そうぼうきん
僧帽筋

りょうけいきん
菱形筋

こうはいきん
広背筋

ぜんわんしんきんぐん
前腕伸筋群

ちゅうでんきん
中臀筋

だいたいにとうきん
大腿二頭筋

こうけいこつきん
後脛骨筋

きん
ヒラメ筋

〈後面〉

股関節周辺の筋肉

だいようきん
大腰筋

ちょうこつきん
腸骨筋

こつばんていきんぐん
骨盤底筋群

りじょうきん
梨状筋

ちこつきん
恥骨筋

3 ヨガの呼吸法

ヨガにおける呼吸とは「生命力」をからだにとり入れて、体内を巡らせるための手段と考えられています。「吸う」「吐く」に意識を向け、普段より丁寧に行ないましょう。

気持ちのよい呼吸がからだをやわらかくする

からだが硬い人は、無理にポーズをとろうとして、息を止めてしまいがち。しかし、呼吸を止めるとからだは緊張状態になり、柔軟性が失われてしまいます。自分が気持ちよく感じる呼吸をくり返しながら、ほぐしエクササイズやヨガのポーズを行なうようにしましょう。

呼吸するときのポイント

- 鼻から吸って鼻から吐く、腹式呼吸が基本。
- 呼吸は深く長く行なう。吸う息で横隔膜が下がり、お腹が膨らみます。
- 呼吸を止めず、「吸う」よりも「吐く」を意識します。

ヨガの呼吸法によって得られるもの

自律神経のバランスを整え、気持ちが穏やかになる

息を吸うことで緊張を司る「交感神経」が、吐くことでリラックスを司る「副交感神経」が優位になります。意識的に行なうと、自律神経のバランスが整い、感情のコントロールができるようになります。

心身がリラックスしストレスが軽減する

深く長い呼吸を行なうことで心身がリラックスし、緊張を感じにくくなります。これにより、ストレスや疲労が軽減されます。長い息は「長生き」に通じるともいわれているのです。

基礎代謝を高め、脂肪が燃焼しやすくなる

正しく呼吸法を行なうことで、肺や内臓の働きが活発になり血流が改善します。すると、基礎代謝と体内のデトックス機能が高まり、脂肪燃焼や便秘の緩和といった効果が期待できます。

ヨガにおける呼吸のルール

呼吸法の基本は、気持ちよく呼吸することです。ここでは、5つのルールをおさえておきましょう。最初から無理にコントロールする必要はありません。まずは、呼吸を観察し、味わうことで自然と深い長い呼吸ができるようになります。

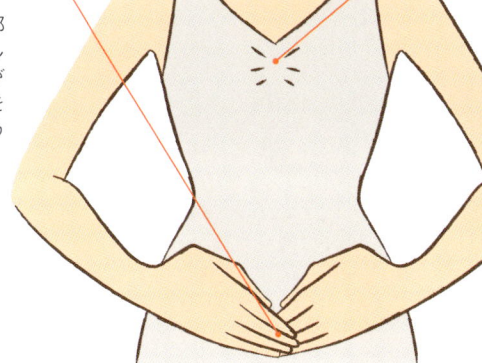

吸う　　吐く

＊肺をテントにたとえ、膨らんだりしぼんだりするイメージをもつとよいでしょう。

鼻で呼吸を行なう

呼吸は基本的に鼻で行ないます。鼻で呼吸することで、外からの空気が浄化されるほか、その量や温度も調整されるため、自然と質の高い呼吸が行なえるのです。

深く長い呼吸を行なう

呼吸は深く長く行ない、肺を動かす横隔膜や外腹斜筋などの呼吸筋を動かしましょう。内臓が活性化します。

下腹部に意識をもつ

肩の力は抜き、下腹部に重心をおくようにしましょう。肩に力が入っていると、呼吸をリラックスして行なうことができません。

呼吸を止めない

ポーズに夢中になるあまり、無意識に呼吸を止めてしまうことがありますが、筋肉を痛める原因になります。意識的に呼吸をくり返しましょう。

「吸う」より「吐く」を意識する

ゆったりとした呼吸を行なうコツは、「吸う」よりも「吐く」を意識すること。息を吐ききることで、自然に「吸う」ことができます。

4 ウォームアップ

ヨガを安全に行なうためには、ウォームアップで筋肉や股関節をほぐし、からだを温めることが大切です。ほぐしエクササイズのなかからピックアップした、ウォーミングアップとして最適なエクササイズで、からだを動かしておきましょう。

＊記載の回数や呼吸数を目安に行ないましょう。また、余裕がある人はPART 2の
　★マークのついたエクササイズをプラスして行ないましょう。

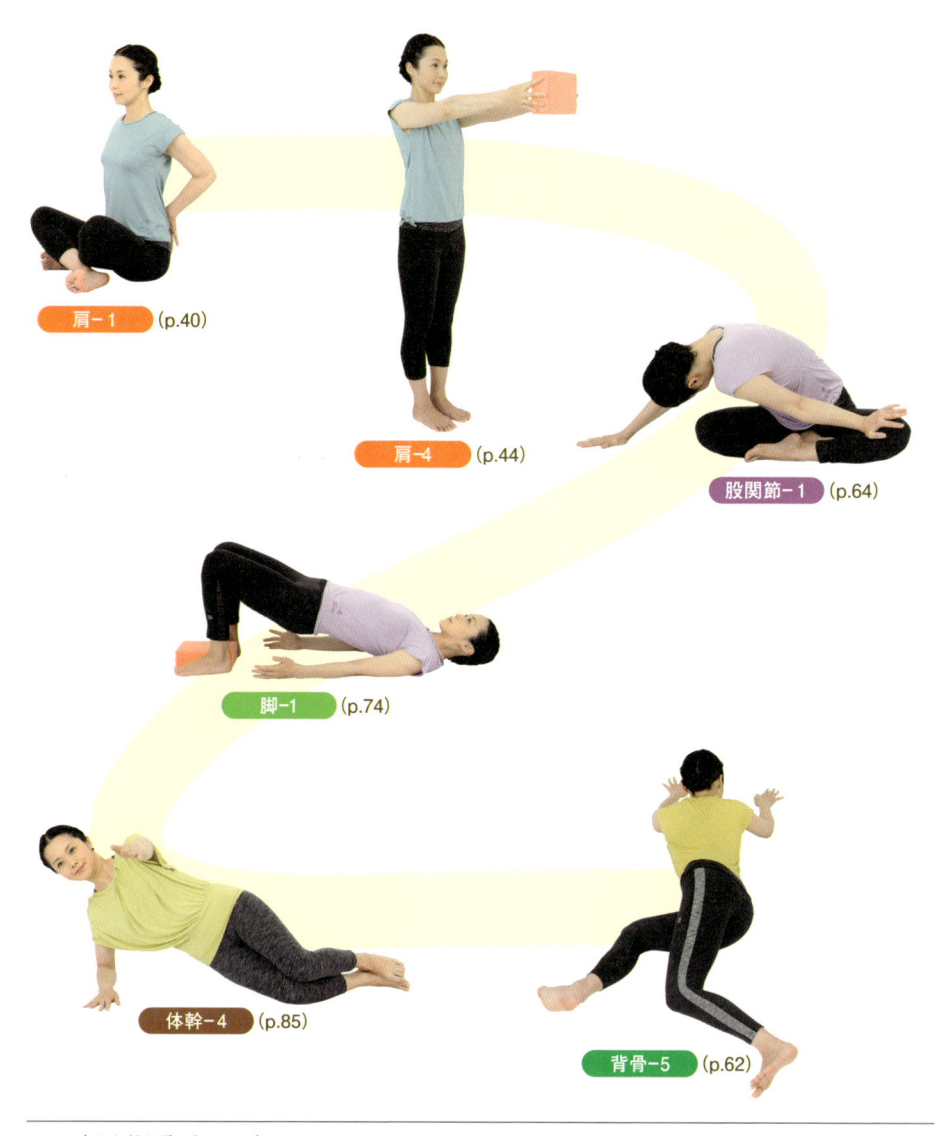

肩－1 （p.40）

肩－4 （p.44）

股関節－1 （p.64）

脚－1 （p.74）

体幹－4 （p.85）

背骨－5 （p.62）

5 クールダウン

プログラムのあとは、リラクゼーションのポーズを中心に行ない、クールダウンをしましょう。全身の力を抜き、ポーズの余韻を味わったり、心身の状態を観察したりします。目は軽く閉じて行なうとよいでしょう。

＊記載の呼吸数や時間を目安に行ないましょう。

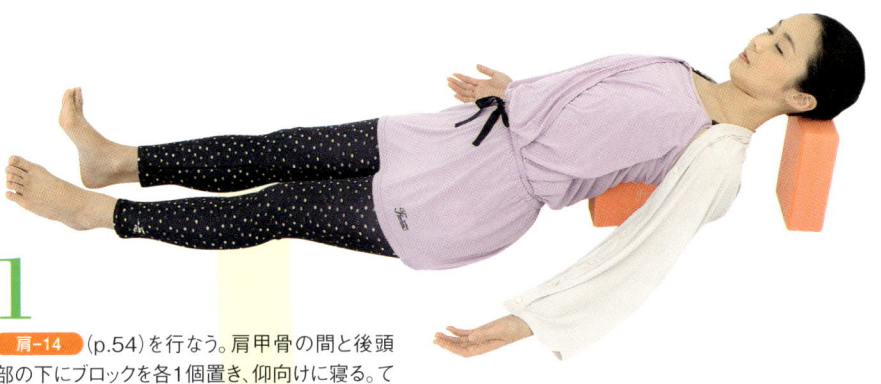

1

 肩-14 （p.54）を行なう。肩甲骨の間と後頭部の下にブロックを各1個置き、仰向けに寝る。てのひらを天井に向けて腕を広げ、両腕を少しずつ、肩、頭の方に広げながら移動させていき、胸が開き呼吸が楽にできるポイントを探す。一度では見つからないことがあるので、何度かくり返し動かしてみる。肩まわりがくつろぎ、胸がやわらかく左右に広がって呼吸が深まるのを感じる。

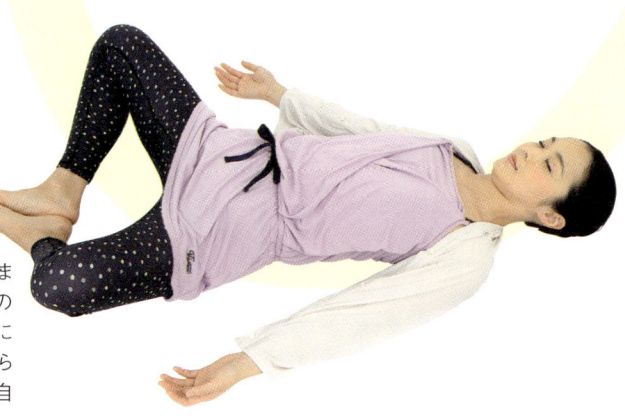

2

ブロックをはずし、仰向けのまま心地よいひざの角度で、左右の足裏を合わせ、両腕は体側に添ってゆったり伸ばしててのひらを天井に向ける。3〜5呼吸、自然な呼吸をくり返す。

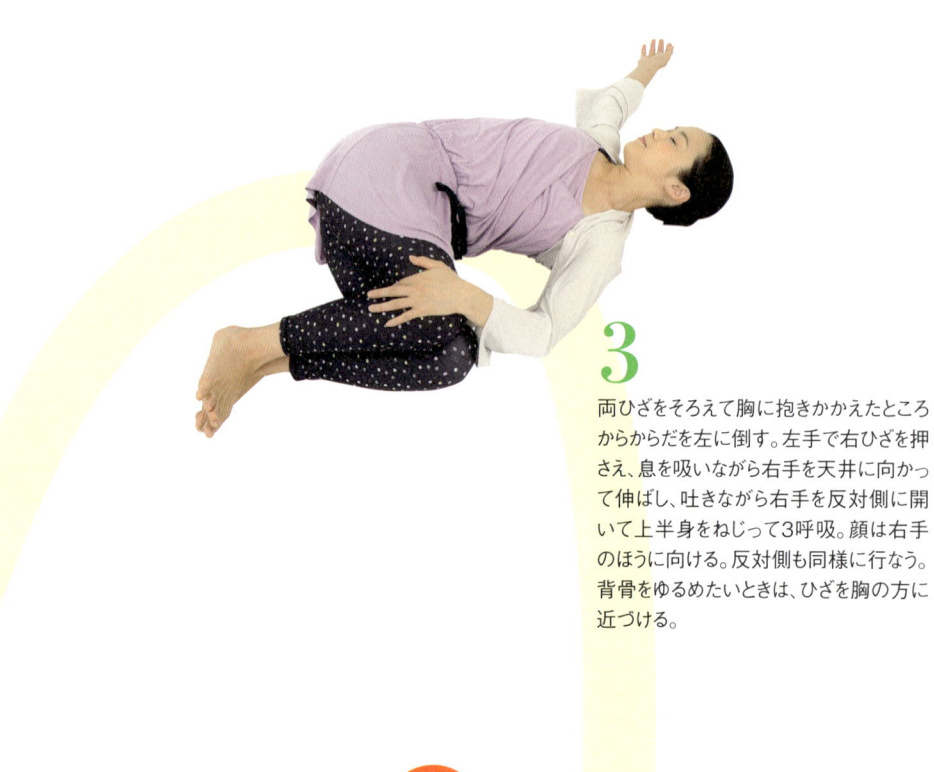

3

両ひざをそろえて胸に抱きかかえたところからからだを左に倒す。左手で右ひざを押さえ、息を吸いながら右手を天井に向かって伸ばし、吐きながら右手を反対側に開いて上半身をねじって3呼吸。顔は右手のほうに向ける。反対側も同様に行なう。背骨をゆるめたいときは、ひざを胸の方に近づける。

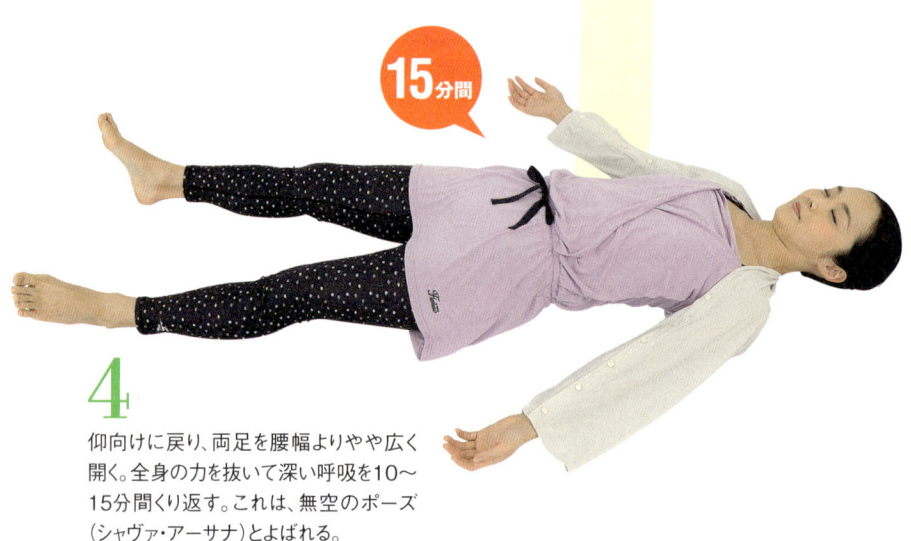

15分間

4

仰向けに戻り、両足を腰幅よりやや広く開く。全身の力を抜いて深い呼吸を10〜15分間くり返す。これは、無空のポーズ（シャヴァ・アーサナ）とよばれる。

PART 2

ほぐしエクササイズを
はじめよう

部位ごと、効果別に分類したほぐしエクササイズを全40種類紹介します。ほぐしエクササイズをヨガの前に行なうことで、関節の可動域が広がって、からだの硬い人でもポーズがとりやすくなります。

ほぐしエクササイズは、①柔軟性を高める②筋肉を強くする③全身のつながりを感じるの3つの効果が期待され、いずれもヨガのポーズを行なう前の「下地づくり」として、大切なエクササイズです。

エクササイズは記載の回数や呼吸数を目安にして、習慣的に行ないましょう。

＊★マークのほぐしエクササイズは、特に行なってもらいたいエクササイズです。

ほぐしエクササイズ
肩まわりをほぐす

肩甲骨周辺を中心に気持ちよくほぐすと同時に、胸を開いて気持ちのよい呼吸を行ないましょう。エクササイズで肩甲骨の動きと胸を上下左右に開く感覚がわかると、上半身の体重を腕で支えるポーズや、後屈系のポーズが無理なく行なえるようになります。

＊エクササイズは記載の回数や呼吸数を目安にして、習慣的に行ないましょう。

ほぐしのポイント！

● 肩の位置が正しくなることで、背面の柔軟性が高まり、デコルテ周辺の筋肉も伸びやかになります。

● 腕の動きがスムーズになり、上半身の柔軟性が求められるポーズの完成度が高まります。

★肩-1
〈肩甲骨のまわり〉

このポーズに効きます

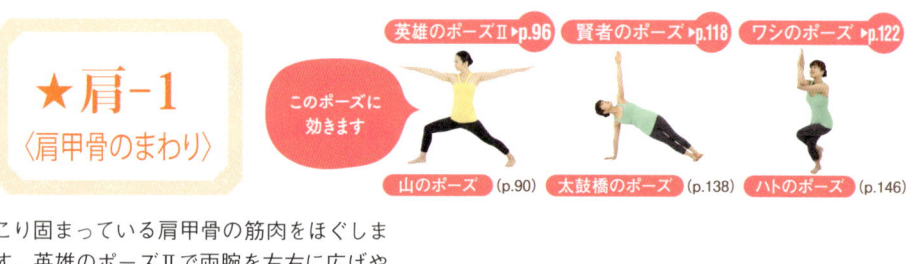

英雄のポーズⅡ ▶p.96 賢者のポーズ ▶p.118 ワシのポーズ ▶p.122
山のポーズ (p.90) 太鼓橋のポーズ (p.138) ハトのポーズ (p.146)

こり固まっている肩甲骨の筋肉をほぐします。英雄のポーズⅡで両腕を左右に広げやすくなったり、賢者のポーズで腕でからだを支えやすくなったりします。

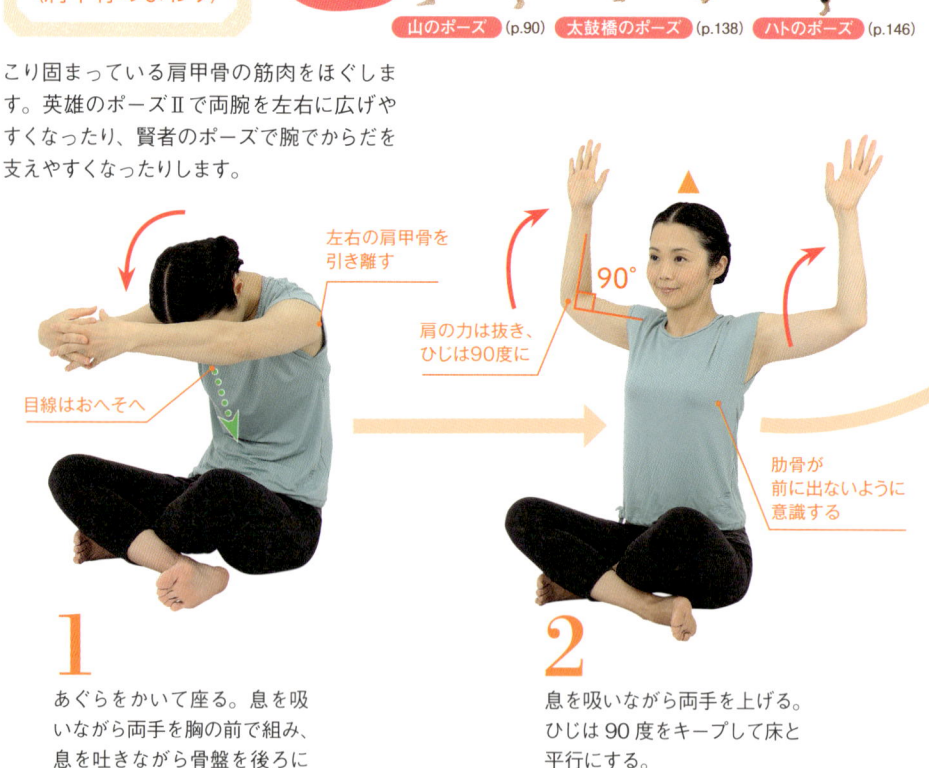

目線はおへそへ

左右の肩甲骨を引き離す

90°

肩の力は抜き、ひじは90度に

肋骨が前に出ないように意識する

1
あぐらをかいて座る。息を吸いながら両手を胸の前で組み、息を吐きながら骨盤を後ろに傾け、背中を丸くする。

2
息を吸いながら両手を上げる。ひじは90度をキープして床と平行にする。

肩の力を抜いたまま
ひじが肩の位置より下がらないように

3

自然に呼吸しながらひじから
下をゆっくりと上下に4〜5
回動かす。

肩まわりを
ほぐす

背骨を
ほぐす

股関節を
ほぐす

足首を
ほぐす

手首を
ほぐす

脚を
強くする

体幹を
強くする

全身のつながりを
感じる

| これをイメージ！

鳥が羽を大きく羽ばたか
せた後、ふっと羽を休ま
せるように肩甲骨を下げ
ているイメージ

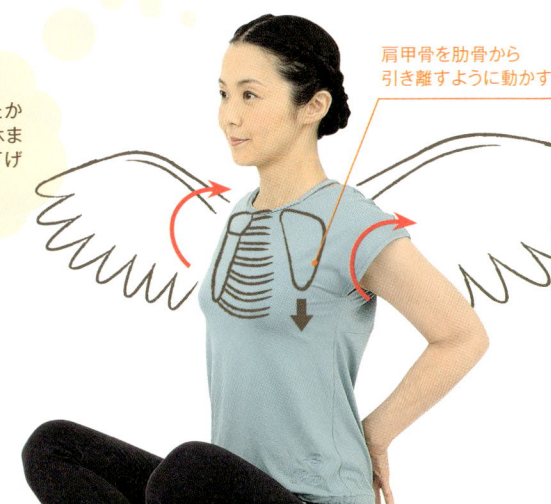

肩甲骨を肋骨から
引き離すように動かす

4

両手の甲を腰に強く押し当て、
両肩を前→上→後ろ→下の順に
外まわりに5〜6周回す。肩ま
わりが楽になったことを感じな
がら、この姿勢で数呼吸する。

★肩-2
〈肩甲骨まわり・大胸筋〉

このポーズに効きます

コブラのポーズ▶p.134　弓のポーズ▶p.136　太鼓橋のポーズ▶p.138

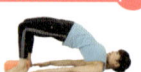

魚のポーズ（p.104）　マリーチの前屈（p.132）　ラクダのポーズ（p.144）
ハトのポーズ（p.146）　下を向いた犬のポーズ（p.150）

肩甲骨周辺と胸の筋肉をほぐすエクササイズです。胸の骨を引き上げることで背中の上部の柔軟性が増すため、コブラのポーズや弓のポーズなどの後屈系の動きがしなやかになります。

手首を押し合うことで二の腕が外側に向かって回り（外旋）、筋肉が引き締まるのを意識する

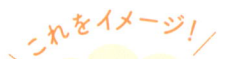
これをイメージ！

胸は天井からつり上げられているようなイメージをもつ

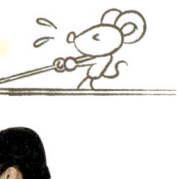

1 あぐらで座り両ひじを曲げ、腰の後ろで手首をクロスさせて組む。ひじを深く曲げ、手首を左右に引き離すように押し合い、胸をつり上げ、左右に開く。

2 息を吐きながら左右の肩甲骨を寄せ合い、手首を押し合ったまま両ひじをゆっくり後ろへ伸ばす。目線は斜め下へ、胸は上方向に開く。

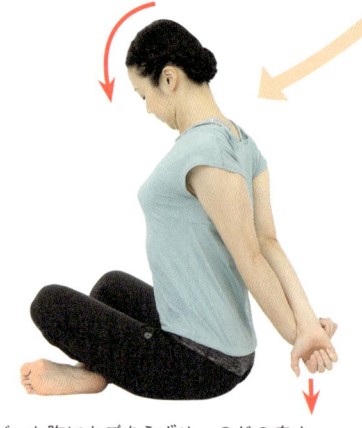

3 つり上がった胸にあごをうずめ、のどの奥をゆるめる。クロスした手首を下へ引き伸ばし、肩甲骨を下げる。首筋の伸びを感じながら3呼吸する。

これもOK！

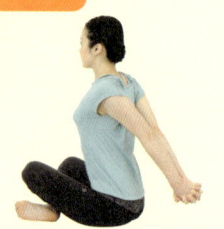

手をクロスさせにくければ、腰の後ろで両手を握り合わせてもOK。

★肩-3
〈肩のつけ根〉

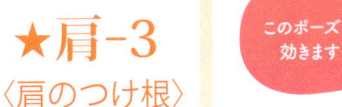

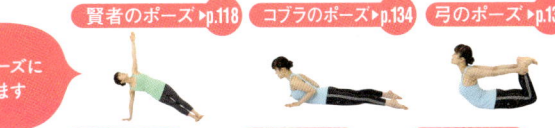

このポーズに効きます

賢者のポーズ ▶p.118　コブラのポーズ ▶p.134　弓のポーズ ▶p.136

マリーチの前屈 (p.132)　太鼓橋のポーズ (p.138)　ラクダのポーズ (p.144)
下を向いた犬のポーズ (p.150)　片足を上げた下犬のポーズ (p.152)

肩まわり、胸の筋肉、背中をしなやかにほぐします。弓のポーズを行なうとき、両手で足首を持つ動きがスムーズになります。二の腕の引き締めにも効果的です。

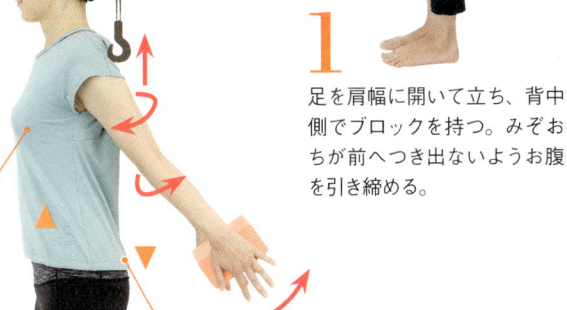

これをイメージ！

背骨の上部からつり上げられ、逆に尾骨は下へ引っぱられているようなイメージをもつ

二の腕が引き締まり、胸がやわらかく左右に広がるのを感じる

1

足を肩幅に開いて立ち、背中側でブロックを持つ。みぞおちが前へつき出ないようお腹を引き締める。

尾骨を下方向に引き伸ばすことでお腹が引き上がる感覚をつかむ

2

二の腕は外側へ（外旋）、ひじから下は内側に向けて回すことを意識しながら、腕をゆっくり上げていく。腕が止まる位置で姿勢をキープし、3呼吸する。

PART 2

ほぐしエクササイズをはじめよう

肩まわりをほぐす

背骨をほぐす

股関節をほぐす

足首をほぐす

手首をほぐす

脚を強くする

体幹を強くする

全身のつながりを感じる

★肩-4
〈肩甲骨まわり〉

このポーズに効きます

賢者のポーズ ▶p.118　コブラのポーズ▶p.134　アーチのポーズ ▶p.140
山のポーズ (p.90)　猫のポーズ (p.100)　弓のポーズ (p.136)
太鼓橋のポーズ (p.138)　下を向いた犬のポーズ (p.150)
片足を上げた下犬のポーズ (p.152)

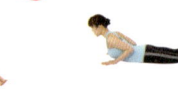
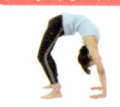

肩甲骨まわりの筋肉をほぐし、肩を本来の位置に戻すエクササイズです。アーチのポーズでは、肩甲骨を安定させる筋肉の引き締めを意識できるようになります。エクササイズ後に両肩がほぐれているのを感じましょう。

\これをイメージ！/

脇の下に薄い紙を挟んでいるイメージで、脇の下の引き締めを保ちながら両腕を上げる

ブロックは指先で軽く持つ
肩とみぞおちは後方の壁へ引きつける

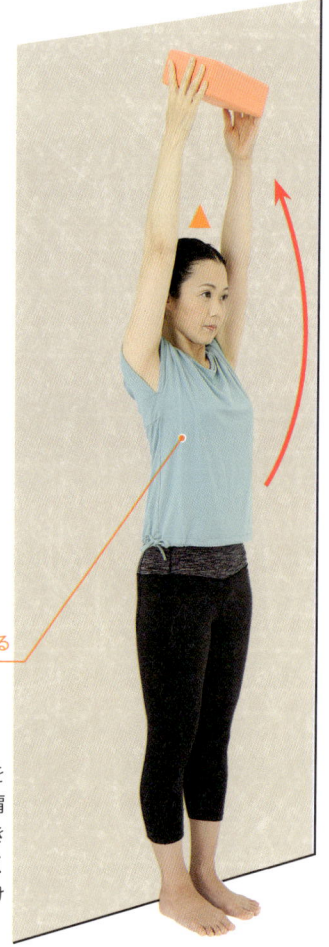

1
壁を背にして立ち、両手でブロックを持ち両腕を肩の高さで伸ばす。肩を後方の壁につけるように引く。

肋骨を前につき出さず、みぞおちの力は抜いて、壁側（背骨の方）に近づける

2
できるだけゆっくり両腕を上げていく。少し上げて肩を壁に近づけるように引き1呼吸するという動作をくり返し、4回くらいに分けて真上まで伸ばすとよい。

PART 2
ほぐしエクササイズをはじめよう

肩まわりをほぐす

背骨をほぐす
股関節をほぐす
足首をほぐす
手首をほぐす
脚を強くする
体幹を強くする
全身のつながりを感じる

★肩-5
〈肩周辺〉

このポーズに効きます

牛の顔のポーズ ▶p.102　足を開くポーズ ▶p.126　合せきのポーズ ▶p.128

太鼓橋のポーズ (p.138)　アーチのポーズ (p.140)

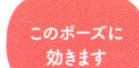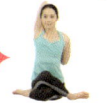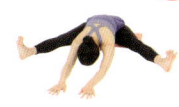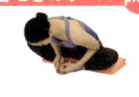

肩周辺から二の腕の筋肉を重点的にほぐしていくエクササイズです。肩まわりの柔軟性が高まるため牛の顔のポーズの前に行なうと、背中の後ろで両手が届きやすくなります。

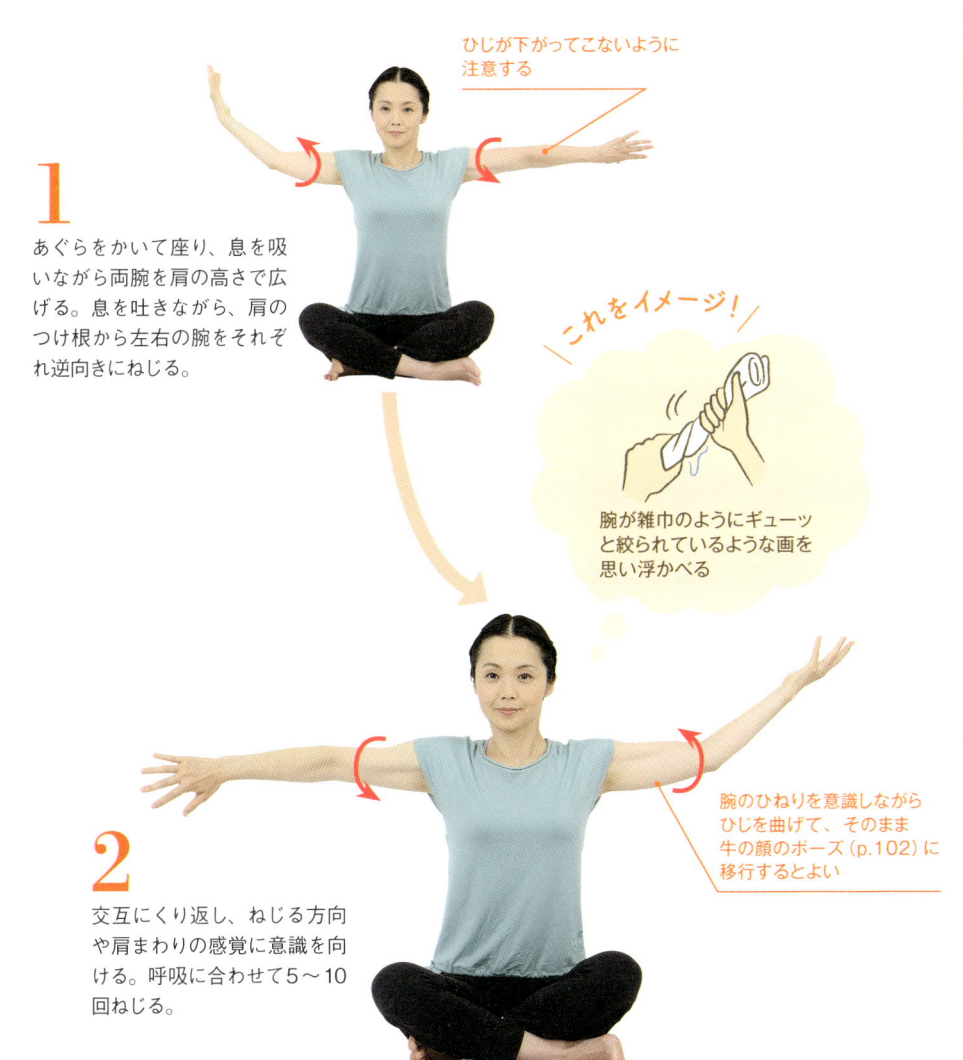

ひじが下がってこないように注意する

1
あぐらをかいて座り、息を吸いながら両腕を肩の高さで広げる。息を吐きながら、肩のつけ根から左右の腕をそれぞれ逆向きにねじる。

これをイメージ！

腕が雑巾のようにギューッと絞られているような画を思い浮かべる

腕のひねりを意識しながらひじを曲げて、そのまま牛の顔のポーズ (p.102) に移行するとよい

2
交互にくり返し、ねじる方向や肩まわりの感覚に意識を向ける。呼吸に合わせて5〜10回ねじる。

★肩-6
〈後横部分〉

このポーズに
効きます

足に顔をつけるポーズの
バリエーション ▶p.110
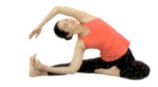

マリーチの前屈 ▶p.132
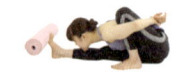

肩甲骨から脇の下までの筋肉をほぐします。
マリーチの前屈の前に行なうと、腰の後ろで
両手を組みやすくなります。深層筋に働きか
けるので、ウォーミングアップにもおすすめ。

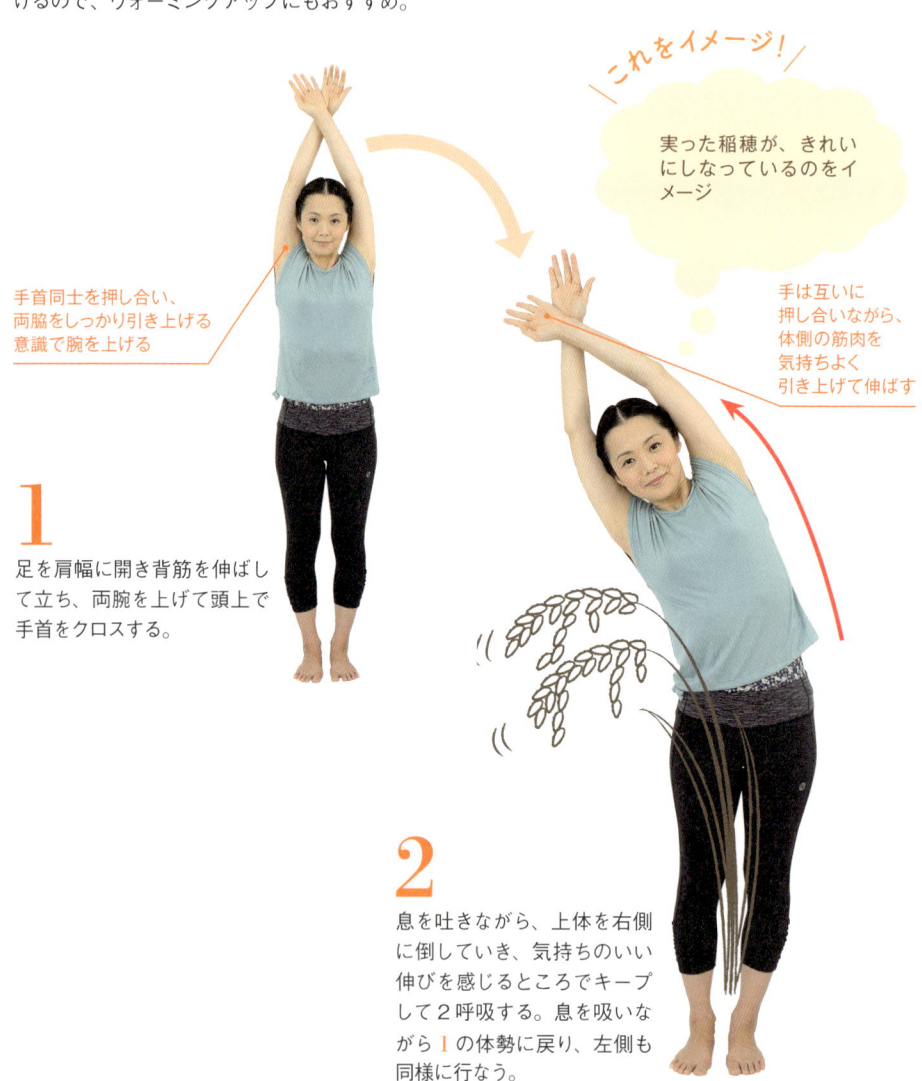

これをイメージ！

実った稲穂が、きれい
にしなっているのをイ
メージ

手首同士を押し合い、
両脇をしっかり引き上げる
意識で腕を上げる

手は互いに
押し合いながら、
体側の筋肉を
気持ちよく
引き上げて伸ばす

1

足を肩幅に開き背筋を伸ばし
て立ち、両腕を上げて頭上で
手首をクロスする。

2

息を吐きながら、上体を右側
に倒していき、気持ちのいい
伸びを感じるところでキープ
して2呼吸する。息を吸いな
がら1の体勢に戻り、左側も
同様に行なう。

PART 2

ほぐしエクササイズをはじめよう

肩まわりをほぐす

背骨をほぐす

股関節をほぐす

足首をほぐす

手首をほぐす

脚を強くする

体幹を強くする

全身のつながりを感じる

★肩-7
〈前側〉

このポーズに効きます

コブラのポーズ ▶p.134　弓のポーズ ▶p.136　ラクダのポーズ ▶p.144

魚のポーズ (p.104)　マリーチの前屈 (p.132)　ハトのポーズ (p.146)

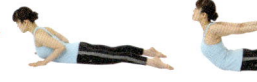
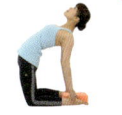

胸の筋肉をほぐすエクササイズです。コブラのポーズや弓のポーズなど、特に後屈系のポーズの上達に役立ちます。肩こりの緩和や、気持ちが前向きになる効果も期待できます。

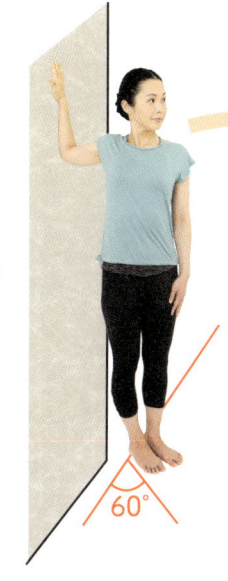

1

壁から少し離れ、壁に対して60度程度外向きに斜めに立つ。右腕を肩の高さに上げ、ひじからてのひらにかけてを壁につける。

60°

腕の筋肉の伸びを感じながら、尾骨を下げることを意識する

2

右腕を後方に伸ばし、てのひらを壁につける。上半身を左側へねじり、胸の筋肉を伸ばす。腕の位置、高さを少しずつ変え、筋肉が気持ちよく伸びる場所が見つかったらそこで止めて3呼吸する。息を吸いながら1に戻り、左腕を壁側にして立ち、左肩も同様にストレッチする。

このポーズに
効きます

牛の顔のポーズ ▶p.102   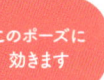   ワシのポーズ ▶p.122   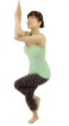   下を向いた犬のポーズ ▶p.150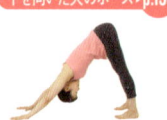

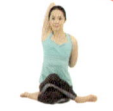

片足を上げた下犬のポーズ (p.152)

肩のつけ根（三角筋）や二の腕の外側（上腕三頭筋）をほぐすエクササイズです。**1**からはワシのポーズの腕の動きに、**2**からは牛の顔のポーズにつなぐことができます。

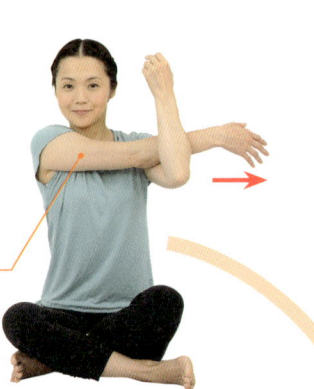

右肩はリラックスして
耳から遠ざけ、
肩の外側を気持ちよく
伸ばす

1

あぐらをかいて座り、右腕を肩の高さで左へ伸ばし、左ひじを絡ませて息を吐きながら手前へ引き寄せ、右肩のつけ根を伸ばす。吐く息で左ひじを左側に移動させ右腕のストレッチを深めながら3呼吸する。

上体は少々前かがみになってもOK。
二の腕の外側を気持ちよく
伸ばす

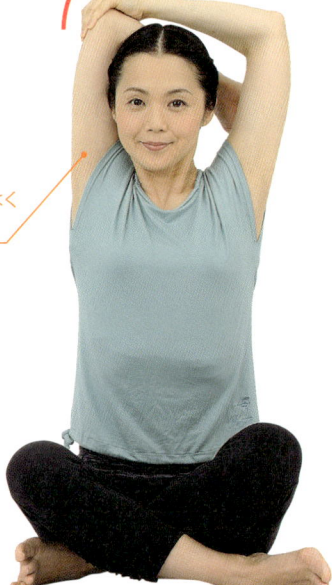

2

右腕のひじを曲げ、後頭部の横に上げる。左手で右ひじを頭に引き寄せるように力を加えながら、3呼吸する。**1**に戻り、左腕も同様に行なう。

★肩-9
〈二の腕の外側〉

下を向いた犬のポーズ ▶p.150
片足を上げた下犬のポーズ ▶p.152

このポーズに効きます

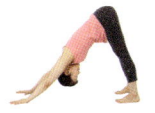
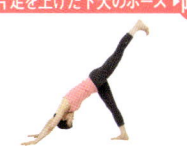

二の腕の外側（上腕三頭筋）を伸ばし、肩まわりをほぐすエクササイズです。下を向いた犬のポーズや片足を上げた下犬のポーズで、体重を上半身と下半身にバランスよく分散できるようになります。

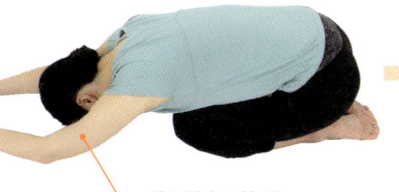

腕は前方へ伸ばし力を完全に抜く

1

正座になり自然な呼吸をくり返しながら上体を倒し、腕を前に伸ばす。

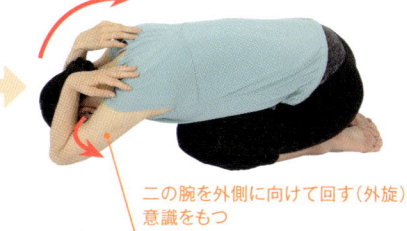

二の腕を外側に向けて回す（外旋）意識をもつ

2

ひじを曲げて、てのひらを肩に置く。

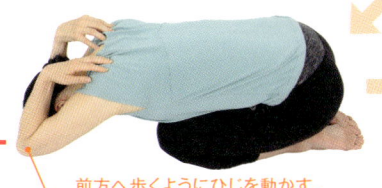

前方へ歩くようにひじを動かす。二の腕の外側の筋肉の伸びを感じながら行なう

3

ひじで歩くようなイメージで、両ひじを交互に床に押しつけ腕をできるだけ前方へ移動させる。

ひじを床に押しつけつつ手前に引く力を加える

4

両ひじの位置はそのままで、床に押しつけながら手前に引くように力を加え、二の腕の外側（上腕三頭筋）を伸ばす。この姿勢で3呼吸する。

背骨を
ほぐす

股関節を
ほぐす

足首を
ほぐす

手首を
ほぐす

脚を
強くする

体幹を
強くする

全身のつながりを
感じる

このポーズに効きます

牛の顔のポーズ▶p.102 ハトのポーズ▶p.146 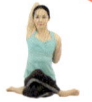 下を向いた犬のポーズ▶p.150

アーチのポーズ (p.140) 片足を上げた下犬のポーズ (p.152)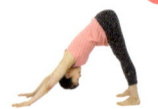

二の腕の外側（上腕三頭筋）を伸ばし、肩まわりをほぐします。下を向いた犬のポーズでは腕でからだを支えやすくなり、ハトのポーズでは頭の後ろで腕が組みやすくなります。

首の力は抜く

下半身はリラックスする

1

壁に頭を向けてうつ伏せになり、右手で上半身を支えながら左ひじを曲げ、ひじからてのひらまでを壁につける。安定したらてのひらを肩に移動させる。つらく感じる人は、壁から少し遠ざかる。

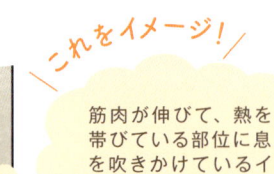

これをイメージ！

筋肉が伸びて、熱を帯びている部位に息を吹きかけているイメージをもつとよい

ひじの位置は動かさず、
❶下向き❷中央に寄せるように力を加え、二の腕を伸ばす

❷ →
❶ ↓

みぞおちは、床につける

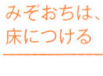

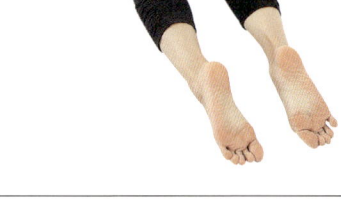

2

無理のない範囲でひじを上方向に移動させ、二の腕の外側（上腕三頭筋）を伸ばす。ひじを壁に押しつけて❶下向き❷中央に寄せて、それぞれ体重をかけて各2呼吸する。このとき、二の腕の伸びの変化を感じとる。

★肩-11
〈上腕から脇と胸〉

このポーズに
効きます

弓のポーズ ▶p.136　アーチのポーズ ▶p.140　ハトのポーズ ▶p.146

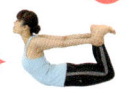
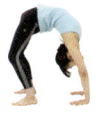
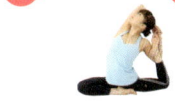

上腕をほぐしながら、胸を開いていくエクササイズです。特に **3** の両手を使った動きの感覚を身につけた後に弓のポーズを行なうと、上半身を楽に引き上げることができます。

二の腕の筋肉の伸びを
意識する

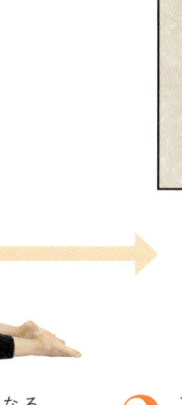

❶
てのひらの位置は
動かさないよう、
力を加える方向だけを
変えていく
❸
❷

1 壁に向かって腹ばいになる。左手で上半身を支え右手を上げ、てのひらを壁につける。

2 てのひらを❶上❷下❸中央へと力を加える方向を変えながら、それぞれ壁に向かって体重をかけて各2呼吸する。左手も同様に行なう。最後にてのひらの位置をもう少し上に移動させて、下向きに手をふり下ろすような負荷をかける。左手も同様に行なう。

3 両手を壁につけ、下向きに手をふり下ろそうとする力を加えて胸や上半身を引き上げる。

背骨を
ほぐす

股関節を
ほぐす

足首を
ほぐす

手首を
ほぐす

脚を
強くする

体幹を
強くする

全身のつながりを
感じる

★肩-12
〈脇から肩の前／手首〉

このポーズに効きます
アーチのポーズ ▶p.140
下を向いた犬のポーズ ▶p.150
片足を上げた下犬のポーズ ▶p.152

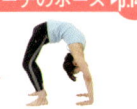

肩まわりから二の腕にかけての筋肉をほぐし、さらに強化するエクササイズです。てのひらでしっかりと床を押すことができるようになるため、両腕でからだを支えやすくなり、アーチのポーズや下を向いた犬のポーズがとりやすくなります。

1

壁に向かって足は腰幅で、四つんばいになり、指を外側に向けてのひらを壁につける。二の腕を引き締め、ひじ下を内側に向けて回しながら、床に押しつける。

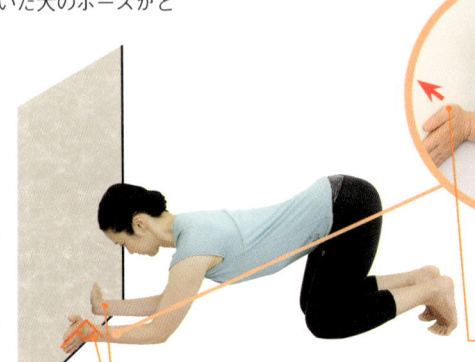

90° ひじから手首までは左右平行にする

人さし指のつけ根と親指のつけ根はしっかり壁に押しつけて、てのひら全体で壁を強く押すイメージ

これをイメージ！

上腕は外側に（外旋）、ひじから下は内側に向けて回す意識をつかめるよう、腕が雑巾のように絞られている画をイメージ

2

てのひらで壁を強く押し手首は直角に、太もものつけ根を後方につき出すように腰を持ち上げる。ひじ下は強く床に押しつけ、ひじから肩を遠ざけるように肩は後方へ引く意識をもつ。上腕は外側へ（外旋）、ひじから下は内側にひねるように力を加える。この状態で3呼吸する。

＊ 肩-4 （p.44）の肩を後方に引く感覚をイメージすると、肩まわりが安定する。

PART
2
ほぐしエクササイズをはじめよう

肩まわりを
ほぐす

背骨を
ほぐす

股関節を
ほぐす

足首を
ほぐす

手首を
ほぐす

脚を
強くする

体幹を
強くする

全身のつながりを
感じる

★肩-13
〈肩甲骨〉

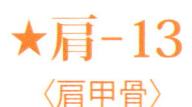

このポーズに
効きます

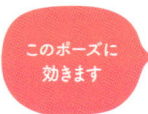 牛の顔のポーズ ▶p.102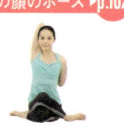

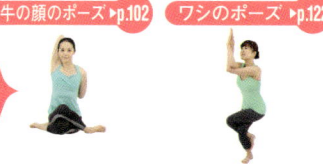 ワシのポーズ ▶p.122

肩甲骨まわりの筋肉を重点的にほぐすエクササイズです。腕を背中側に回す動作がスムーズになるので、牛の顔のポーズを行なうときは、4から移行すると両手が組みやすくなります。

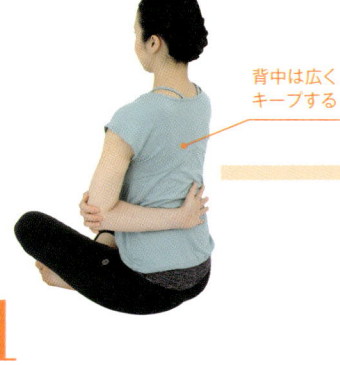

背中は広く
キープする

1
あぐらをかいて座り、左手の甲をウエストの後ろに当て、右手で前から左のひじをつかむ。

2
ひじをつかんだ右手を手前に引っぱり、肩甲骨がじわっとほぐれていくのを感じながら2呼吸する。

前傾して、
左肩を前につき出す
ことで手の甲を
背中に沿わせ、
スムーズに動かせる

3
左手の甲を左の体側へ移動させ、少し前かがみになりながら左肩を前方へつき出し、右手でさらに左のひじを引っぱる。

4
前かがみになって左肩を前方につき出した状態をキープしながら、左手の甲を背中側へスライドさせる。指先を上に向け、右手で左手を押し上げる。2呼吸したら1の体勢に戻り、右手も同様に行なう。

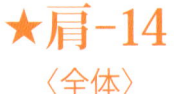

★肩-14
〈全体〉

このポーズに効きます 魚のポーズ▶p.104 弓のポーズ▶p.136 ハトのポーズ▶p.146

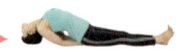 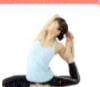

肩甲骨から肩全体を気持ちよくほぐしていくエクササイズです。胸の筋肉が適度にストレッチされ、魚のポーズの胸の開きがスムーズになります。呼吸が深まるため、リラックス効果も期待できるので、緊張しているときや疲れているときなどに行なうのもおすすめ。

これをイメージ！

扇をゆったりと開いていくようなイメージ

首の後ろの筋肉が伸びているのを意識する

肩甲骨の間と後頭部の下にブロックを各1個置き、仰向けに寝る。てのひらを上にして腕を広げ、両腕を少しずつ、肩、頭の方に広げながら移動させていき、胸が開き呼吸が楽にできるポイントを探す。腕が一番気持ちのよい場所で数回呼吸する。

重力にゆだねながら二の腕を動かすと、胸の筋肉が開くポイントが見つかる

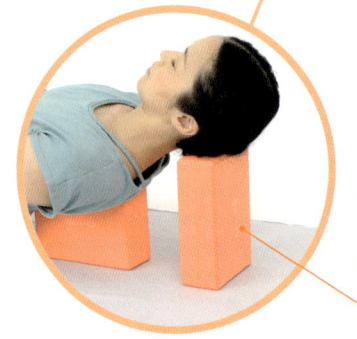

頭の位置が胸よりも高くなるよう、肩甲骨のブロックは横に、後頭部のブロックは縦に置いて使う。違和感がある場合は、自分の気持ちのよい置き方に調節する

ほぐしエクササイズ
徹底解剖 ①

ほぐしエクササイズを行なうと、硬くなった筋肉や関節がやわらかくなるだけでなく、筋肉と骨がスムーズに連動して動く感覚をつかみやすくなります。ほぐしエクササイズの後にヨガのポーズをとり、からだの柔軟性や感覚が変化しているのを実感してください。からだに対する感度がより繊細になり、ヨガの上達も早まります。

＊続きは、p.79へ

肩まわりをほぐすエクササイズ p.40~
肩の位置を正し、呼吸を深めていく

肩の位置が正しくなると胸が開かれるので、深い呼吸が楽にできるようになるというメリットがあります。また、肩が本来の位置にあることの気持ちよさを体感できると、日常生活での姿勢が改善され、肩こりも改善されます。ほぐしエクササイズを行なって、肩の位置を正し、呼吸を整えていきましょう。

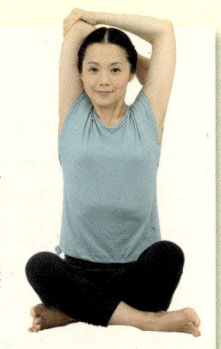

背骨をほぐすエクササイズ p.56~
上半身の動きがスムーズになり姿勢がよくなる

背骨はからだを支える支柱であり、重要な神経が通っているからだの要です。背骨をほぐすエクササイズを行なうと背中の筋肉がほぐれ、背骨の動かし方がわかるようになります。背骨を強くしなやかに動かせるようになるので、ポーズをとるときに上半身の動きがスムーズになり、姿勢もよくなります。

股関節をほぐすエクササイズ p.64~
足をスムーズに動かし、骨盤の歪みを矯正

足をスムーズに動かすためには、股関節がほぐれていることが大切です。また、からだのバランスをキープするためには、股関節と連動する骨盤の歪みを正す必要もあります。まずはそれらをケアするために、骨盤の歪みにつながる太ももの前側やお尻の筋肉を、股関節を中心に気持ちよくストレッチさせ、ほぐしていきましょう。

ほぐしエクササイズ
背骨をほぐす

背中の筋肉をほぐし、背骨の動きを円滑にするエクササイズです。背骨はからだを支え、ねじる動作の軸となるので、ポーズをとるとき背骨を意識すると、上半身をしなやかに動かせるようになります。

ほぐしのポイント！

● 椎骨ひとつひとつを意識しながら、背骨に刺激を加えることで、背骨の動きがなめらかになります。全身の柔軟性も高まります。

● 背中の筋肉がほぐれるので、上半身をねじるポーズがとりやすくなります。また股関節をはじめ、全身の柔軟性が高まります。

背骨-1
〈感覚を高める〉

このポーズに効きます

猫のポーズ ▶p.100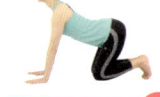
足を開くポーズ ▶p.126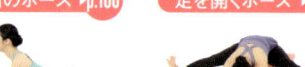
合せきのポーズ ▶p.128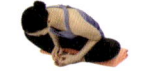
ピラミッドのポーズ ▶p.148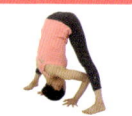

ブロックを利用して背骨に刺激を与え、まわりの筋肉をほぐしていきます。背骨の構造を理解しやすくなるため、特に猫のポーズで背中を柔軟に動かせるようになります。

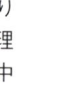

1

あぐらをかいて座り、てのひらは上向きにしてひざの上に置く。ブロックを横向きにして、壁と背骨（腰のあたり）の間に挟む。

ブロックに触れている腰椎（背骨）を壁に向かって押し当て、背骨に刺激を与える

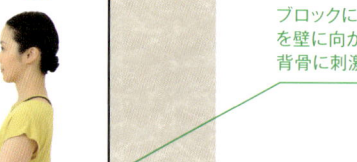

2

手でブロックの位置を少しずつ上にずらす。ブロックが触れている部分の背骨を壁の方に押し出すようにして、椎骨ひとつひとつを意識する。3〜4段階に分けて行ない、それぞれ1呼吸する。

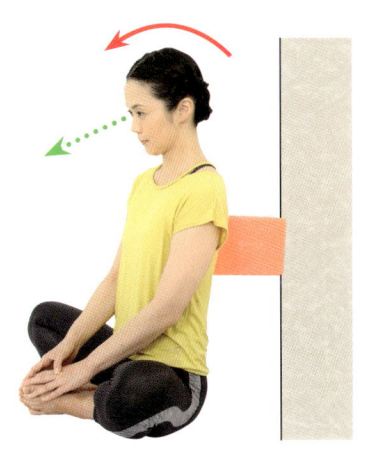

3

足裏を合わせて合せきになり、吐く息で背中を丸くし、胸の後ろのブロックを壁に押しつける。

＊猫のポーズ（p.101）の4で背中を丸くするイメージで行なうとよい。

4

吸う息で背中のブロックを押す力は保ったまま、お尻をつき出して腰だけ反る。3と4の動きを交互に各1呼吸しながら2～3回くり返す。ひざがもものつけ根から左右に広がっていくように、股関節がほぐれるのを感じながらひざを床に近づけていく。

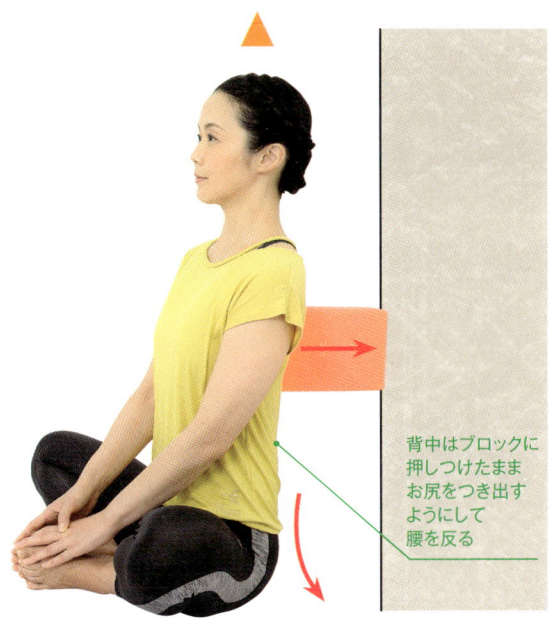

背中はブロックに押しつけたままお尻をつき出すようにして腰を反る

PART 2

ほぐしエクササイズをはじめよう

肩まわりをほぐす

背骨をほぐす

股関節をほぐす

足首をほぐす

手首をほぐす

脚を強くする

体幹を強くする

全身のつながりを感じる

背骨-2
〈背骨の柔軟性〉

このポーズに効きます

猫のポーズ ▶p.100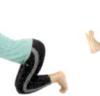
足を開くポーズ ▶p.126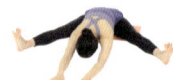
合せきのポーズ ▶p.128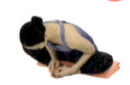

背骨に波打つようなしなやかな動きを与え、背中全体の柔軟性を高めていくエクササイズです。猫のポーズで背中をなめらかに動かすことができるようになります。

これもOK!

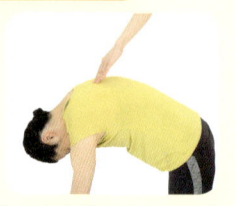

背骨を意識しにくい場合は、尾骨側から椎骨を動かしていくとき、人に手で触れてもらい、その部分の椎骨を天井に向かって押し出すようにする。

1

四つんばいになり、息を吐きながら椎骨ひとつひとつを尾骨側から順番に持ち上げ、へそを引き上げ、背中を丸くして数呼吸する。

* 背骨-1 （p.56）のエクササイズをイメージすると、背骨を動かしやすくなる。

背骨を意識しながら、頭と尾骨を持ち上げる

2

息を吐き、ゆっくり吸いながらおへそを床に近づけるように、尾骨側から背中を反らしていく。1、2を2～3回くり返す。慣れてきたら1、2とも頭側から椎骨を動かしていくイメージで背骨を動かしてみるとよい。

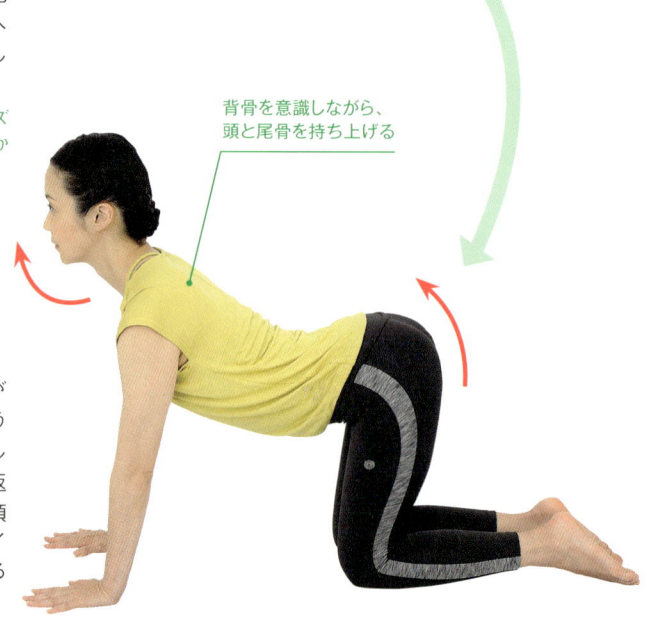

背骨-3
〈背骨の回旋〉

牛の顔のポーズ ▶p.102 　ねじりのポーズ ▶p.108 　ワシのポーズ ▶p.122

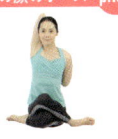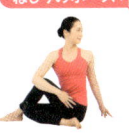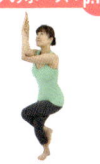

このポーズに効きます

からだをねじる動きで、背中の筋肉や股関節をほぐします。ねじりのポーズで背骨を下からひねる感覚や、ワシのポーズで内ももを引き締めて両足を絡める感覚をつかめるようになります。

PART 2

ほぐしエクササイズをはじめよう

肩まわりをほぐす

背骨をほぐす

股関節をほぐす

足首をほぐす

手首をほぐす

脚を強くする

体幹を強くする

全身のつながりを感じる

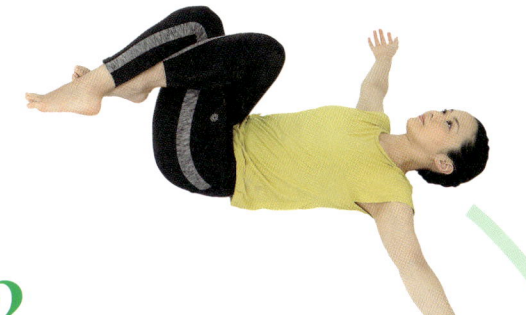

1

両手を広げ仰向けになる。左足を立ひざにして、右足の太ももを、左足の太もも上部で絡ませる。余裕がある人は、右足の甲も左足首に絡ませる。

2

お尻を少し右へ移動させ、両ひざを左に倒し床に近づける。内ももが内側に向かって回っている（内旋）意識をもち、内もも同士を引き締める。1のポーズに戻り足を左右組み替え、逆側へ倒して同様に行なう。この姿勢で3呼吸する。

胸を左右に広げてゆったり呼吸する。右肩は浮いてもよい

内ももを引き締め、尾骨を下に伸ばすようにしてポーズをキープする

これもOK!

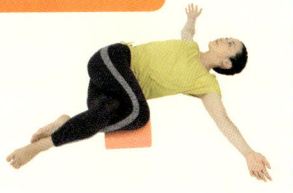

クロスさせた足が床から浮いてしまう場合は、ひざが着地する位置にブロックを置き、床に高さを出すと楽になる。

両ひざを左に倒していくとき、右ひざを強く左側に伸ばす

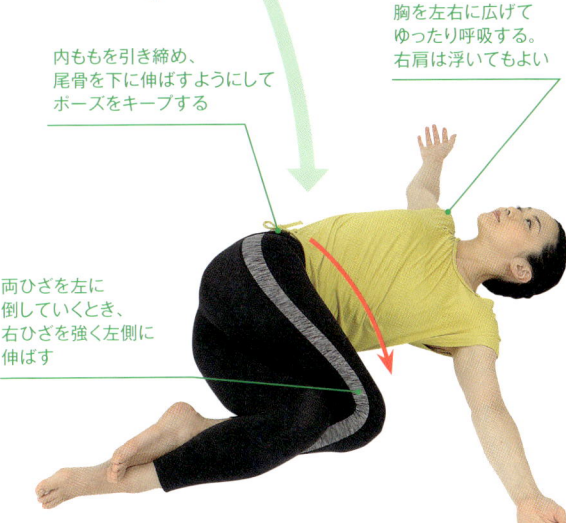

背骨−4
〈肩甲骨まわり〉

魚のポーズ ▶p.104

このポーズに
効きます

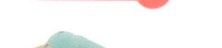

胸を開きからだを反らせる動きで、肩甲骨まわりを中心に背中の柔軟性を高めます。肩甲骨を下げて寄せる動きを行なうことで、魚のポーズで胸を楽に持ち上げられるようになります。

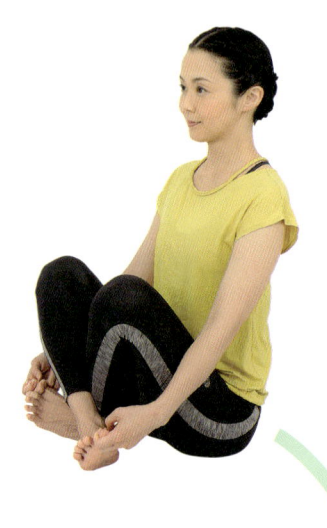

1

左右の足をクロスさせて座り、右手の人さし指と中指で左足の親指を、左手の人さし指と中指で右足の親指をつかむ。

2

上体を倒して仰向けになり、両ひざを天井に向ける。足の小指側の側面に体重をかけて床を押す。このとき胸がつり上がるのを感じる。

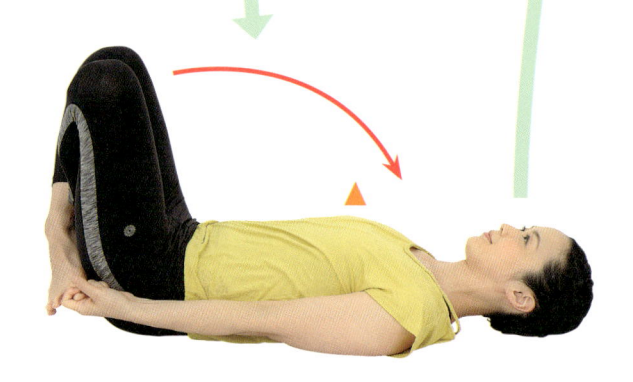

　←　からだの動き　◀••• 目線　◀ 意識

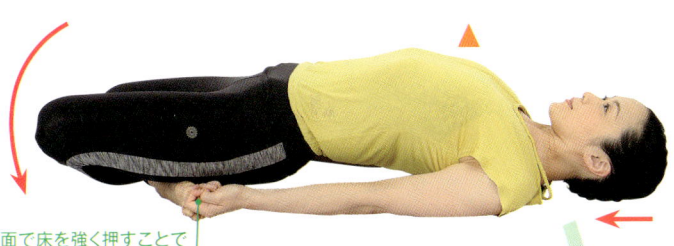

足の小指側の側面で床を強く押すことで
胸がつり上がり、
上半身が骨盤の方に近づいていく

3 床を押している足の小指側の側面を支点
に、両ひざを床に下ろす。同時にさらに胸
をつり上げ、背中を反らせて頭と上半身を
引きずっていくように骨盤の方に近づける。

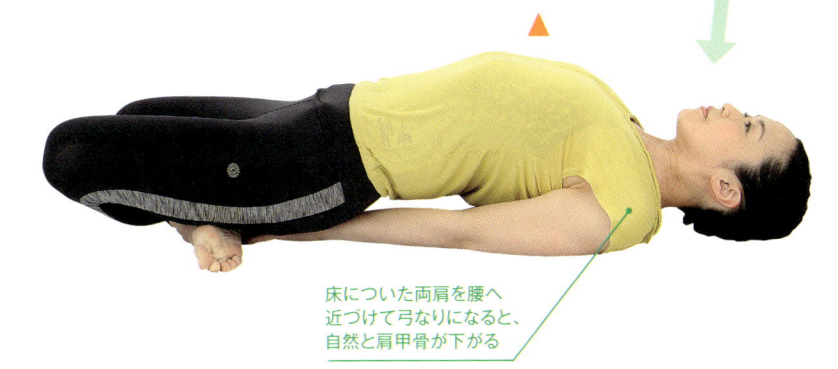

床についた両肩を腰へ
近づけて弓なりになると、
自然と肩甲骨が下がる

4 上半身は弓なりの状態をキープしたまま両手を足から離し、
てのひらを下向きでお尻の下に敷く。肩甲骨を下げて左右
の肩甲骨を互いに近づけるようにして、肩の位置を安定さ
せて1呼吸する。そのまま魚のポーズに移行してもよい。

PART
2

ほぐしエクササイズをはじめよう

肩まわりを
ほぐす

**背骨を
ほぐす**

股関節を
ほぐす

足首を
ほぐす

手首を
ほぐす

脚を
強くする

体幹を
強くする

全身のつながりを
感じる

背骨-5
〈背骨周辺〉

このポーズに効きます

ねじりのポーズ▶p.108
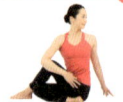

足に顔をつけるポーズのバリエーション ▶p.110
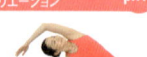
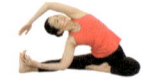

腰かけねじりのポーズ▶p.112
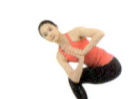

三角のポーズⅡ▶p.114
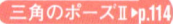
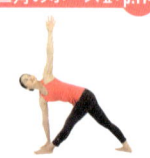

仙骨を意識することで背骨を下からねじる動きが身につきます。また、股関節も効果的にほぐせます。ねじりのポーズでは、力むことなく快適なねじりの効果を実感できます。

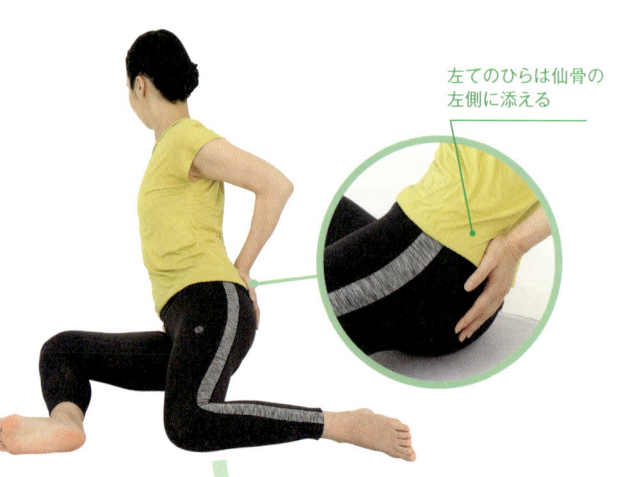

左てのひらは仙骨の左側に添える

1

足幅を広めにした体育座りになる。足首は 90 度に曲げ、土踏まずを引き上げ骨盤を安定させる。その感覚をキープしたまま両ひざを右側へ倒し右手は右体側横の床、左手は左の仙骨に添える。

2

吐く息で左手で仙骨の左側を押して、上体をねじり、吸う息でその手をゆるめて上体を少し戻す動きを何度かくり返す。

仙骨から右側に背骨をねじる動きを始める意識をもつ

 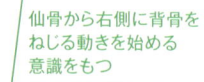

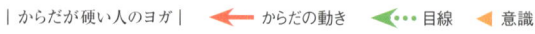

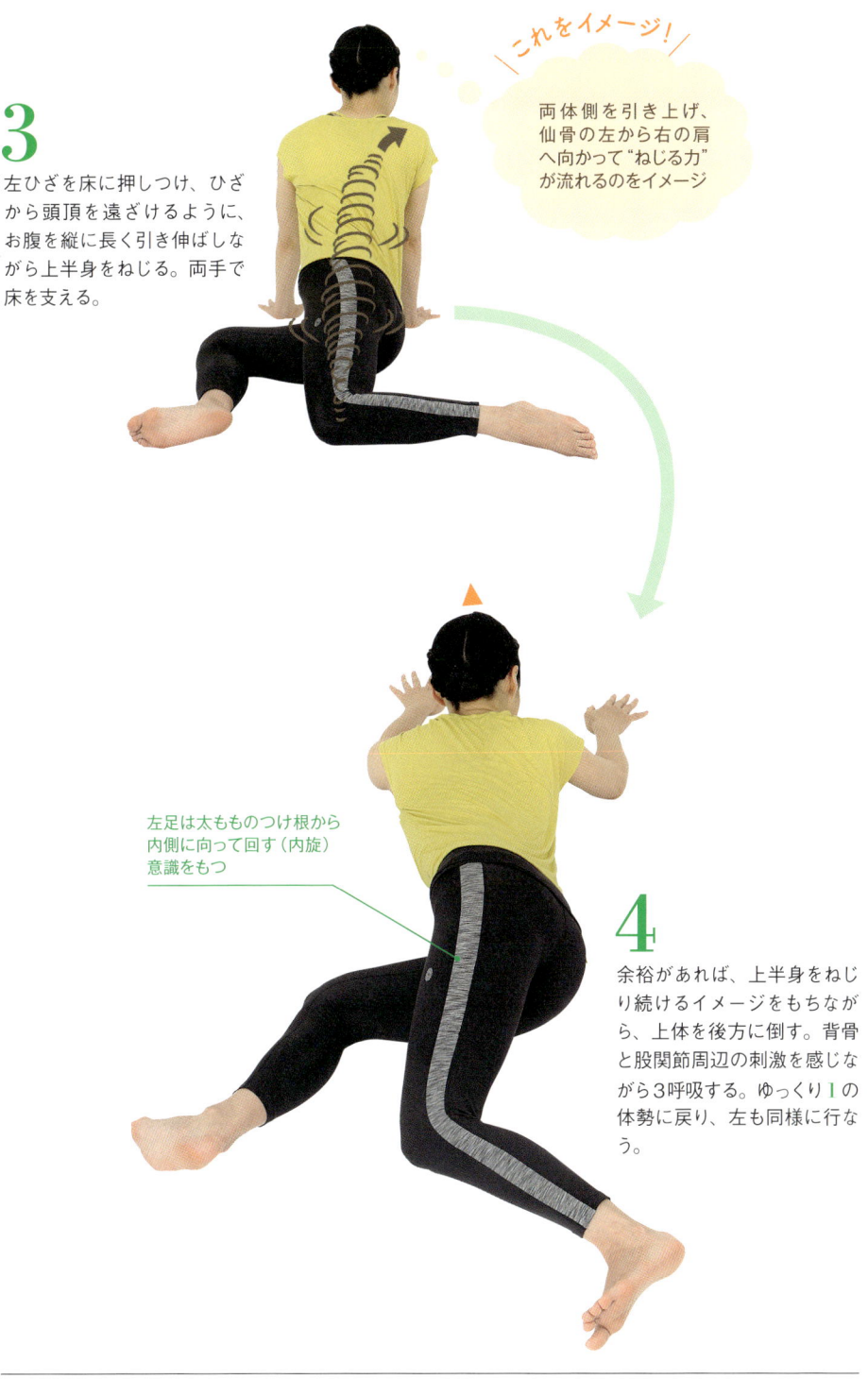

3

左ひざを床に押しつけ、ひざから頭頂を遠ざけるように、お腹を縦に長く引き伸ばしながら上半身をねじる。両手で床を支える。

これをイメージ！

両体側を引き上げ、仙骨の左から右の肩へ向かって"ねじる力"が流れるのをイメージ

左足は太もものつけ根から内側に向って回す（内旋）意識をもつ

4

余裕があれば、上半身をねじり続けるイメージをもちながら、上体を後方に倒す。背骨と股関節周辺の刺激を感じながら3呼吸する。ゆっくり1の体勢に戻り、左も同様に行なう。

肩まわりをほぐす

背骨をほぐす

股関節をほぐす

足首をほぐす

手首をほぐす

脚を強くする

体幹を強くする

全身のつながりを感じる

ほぐしエクササイズ

股関節をほぐす

硬くなりやすい股関節をほぐし、骨盤の歪みを整えるエクササイズです。深層筋に働きかけて、太ももやお尻の筋肉を気持ちよく伸ばす効果があります。

ほぐしのポイント！

● 硬くなった股関節に隙間をつくりやわらかく整え、足を前後左右に開くアーサナの安定感を高めます。

● お尻、お腹の奥の深層筋、太ももの筋肉もほぐされ、骨盤の歪みを整えます。

股関節-1
〈腰のまわり〉

このポーズに効きます

牛の顔のポーズ ▶p.102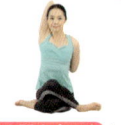

足に顔をつけるポーズのバリエーション ▶p.110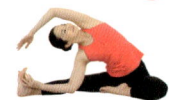

足を開くポーズ (p.126)　合せきのポーズ (p.128)

硬くなった骨盤周辺の筋肉をほぐすエクササイズです。座位のポーズでは、坐骨を安定させて座る感覚がつかみやすくなります。腰痛の緩和やウエストの引き締めにも効果的です。

1 左足が手前にくるように足を交差させて座り、両手を両ひざに軽くのせる。

2 右手は床に下ろし、左手で左ひざを押しつけながら上半身を右側へ倒す。左側の坐骨が床から浮かないよう注意する。

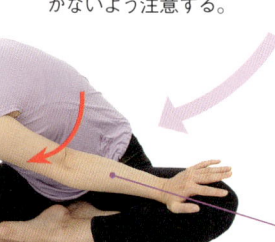

左手を支柱にして、左太ももを上半身から遠ざけるようにしてねじりを深める

3 おへそを床に向けさらに左手で左ひざを押しながら、上半身を右にねじった姿勢で3呼吸する。1の姿勢に戻り、足を入れ替えて反対側も同様に行なう。

★股関節-2
〈股関節のゆがみ改善〉

このポーズに効きます

一本足のポーズ ▶p.120　マリーチの前屈 ▶p.132　片足を上げた下犬のポーズ ▶p.152

ローランジ （p.92）　英雄のポーズⅠ （p.94）　英雄のポーズⅡ （p.96）
三角のポーズ （p.98）　三角のポーズⅡ （p.114）　下を向いた犬のポーズ （p.150）

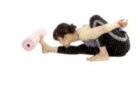
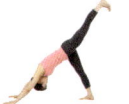

股関節をほぐし、左右の骨盤の位置を整えるエクササイズです。一本足のポーズ、マリーチの前屈で、骨盤を正しい位置にキープできるようになります。

PART 2

ほぐしエクササイズをはじめよう

肩まわりをほぐす

背骨をほぐす

股関節をほぐす

足首をほぐす

手首をほぐす

脚を強くする

体幹を強くする

全身のつながりを感じる

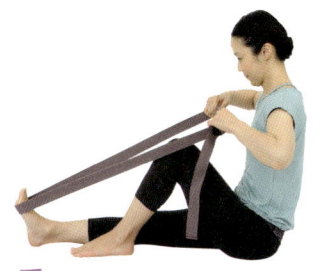

1
ベルトを2本用意し、1本を輪にしておく。右ひざを伸ばし左ひざを立てて座り、輪にしたベルトを右足の指のつけ根に引っかける。

右足を強く押し出すことで左そけい部が下に引っぱられていく

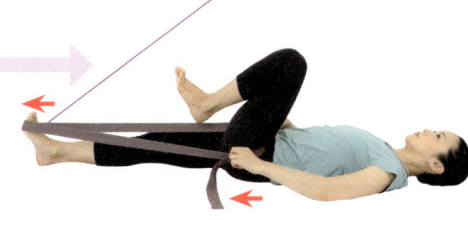

2
指のつけ根にかけた輪の反対側を左足太もものつけ根に引っかけ、ベルトの長さが右足の親指のつけ根から左足太もものつけ根までの長さになるように調節する。

左足は胸に引き寄せすぎないよう、天井方向に伸ばす

右足を前方に強く押し出すと、左股関節に隙間ができるのを意識する。このとき、左の坐骨を右のかかとの方に近づけていくようなイメージをもつ

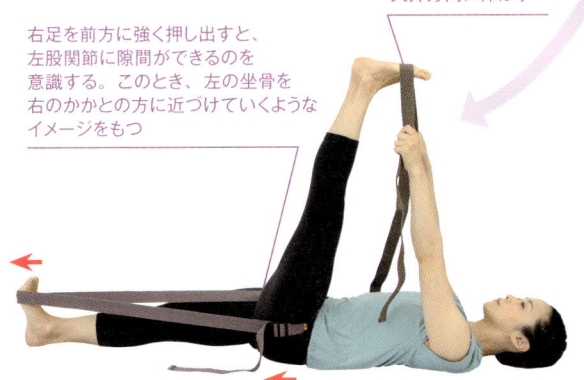

3
もう1本のベルトを左足の指のつけ根に引っかけ、ひざを伸ばして足裏を天井に向ける。この姿勢で2〜3呼吸する。反対側も同様に行なう。

これもOK!

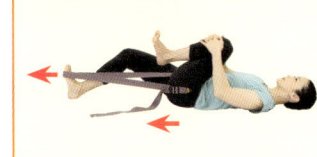

ひざ裏を伸ばすのがつらい人は、右ひざを曲げた状態でベルトの長さを調整する。2本目のベルトは使わずに、左足のすねを胸に引き寄せながら、右足の親指のつけ根を強く押し出す。

★ 股関節-3
〈太ももの前側と股関節〉

このポーズに効きます

ローランジ ▶p.92　英雄のポーズⅠ▶p.94　三角のポーズ ▶p.98

英雄のポーズⅡ (p.96)　伏せたハトのポーズ (p.106)　三日月のポーズ (p.142)
ハトのポーズ (p.146)

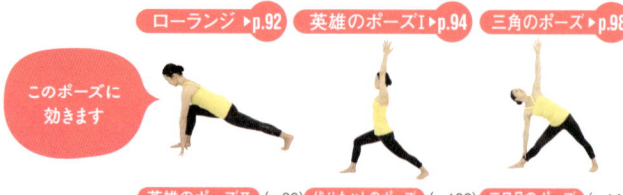

硬くなった股関節を開き、太ももの前側を伸ばし深層筋に働きかけます。ローランジや英雄のポーズⅠでは、骨盤を正面に向けて安定を保てるようになります。

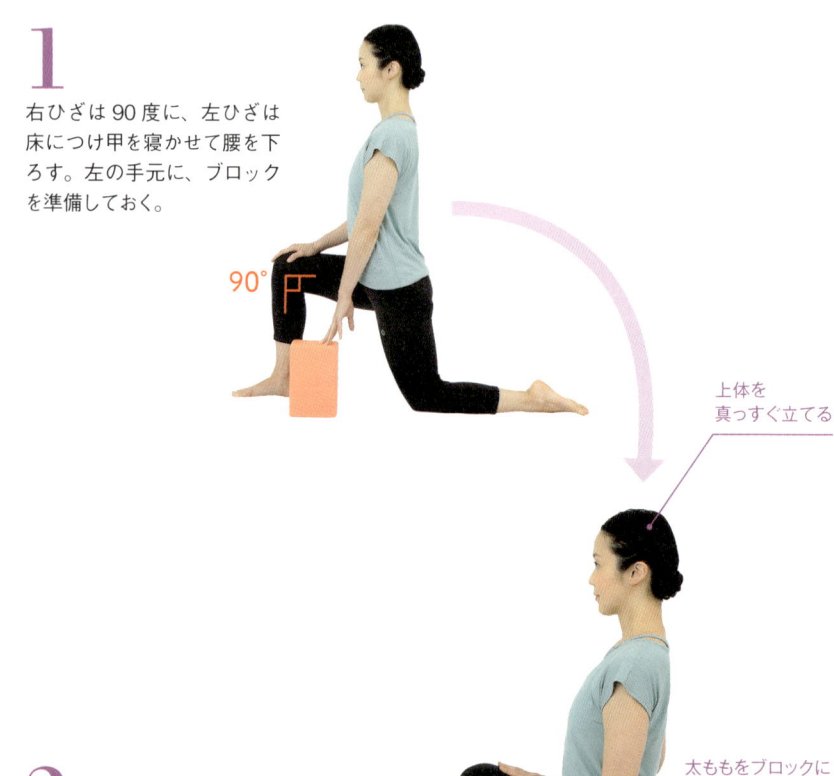

1

右ひざは90度に、左ひざは床につけ甲を寝かせて腰を下ろす。左の手元に、ブロックを準備しておく。

90°

上体を真っすぐ立てる

2

左太もものつけ根をブロックに沿うように押しつけながら、尾骨と腰を下げていく。左太もも前側の伸びを感じ、3呼吸する。1の体勢に戻り、左右の足とブロックの位置を入れ替えて同様に行なう。

太ももをブロックに押し当てるようにして、骨盤を正面に向ける

左の内もも側は天井に向ける意識をもつ

★股関節-4
〈股関節の前側・深層筋〉

このポーズに効きます

ローランジ ▶p.92　　英雄のポーズⅠ ▶p.94　　伏せたハトのポーズ ▶p.106

コブラのポーズ (p.134)　　弓のポーズ (p.136)　　アーチのポーズ (p.140)
三日月のポーズ (p.142)　　ハトのポーズ (p.146)
下を向いた犬のポーズ (p.150)　　片足を上げた下犬のポーズ (p.152)

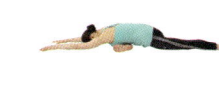

股関節の前側を開き、血流を改善するエクササイズです。上半身と下半身をつなぐ重要な深層筋（腸腰筋）や太ももの前側を効果的にストレッチすることで、後屈系のポーズが行ないやすくなります。腰痛対策にも最適です。

PART 2

ほぐしエクササイズをはじめよう

肩まわりをほぐす
背骨をほぐす
股関節をほぐす
足首をほぐす
手首をほぐす
脚を強くする
体幹を強くする
全身のつながりを感じる

1
上半身の体重は、右の太ももにあずけ、上半身の力は抜く

壁を背にして両手を肩幅に開き床につけ、右足を手の間に、左足は後ろに引きひざをつく。つま先を立てて足裏で壁をける。右足を少し前に移動させ、さらに深く腰を沈めて尾骨を下げる。

2
腸腰筋がゆっくりとゆるんでくるのを感じるまで待つ

尾骨とお尻は床へ向けて下げる

左の腸腰筋がゆるんできたら、ひざをわずかに床から浮かせて足裏で壁を押す。この状態で尾骨とお尻を再度下に向け、腸腰筋の伸びを感じる。この姿勢で1〜2呼吸する。

3
足裏で壁を押しては、再び尾骨とお尻を床に向ける動作を2〜3回くり返し、腸腰筋が引き伸ばされるのを意識する。右足と左足を入れ替え、1から同様に行なう。

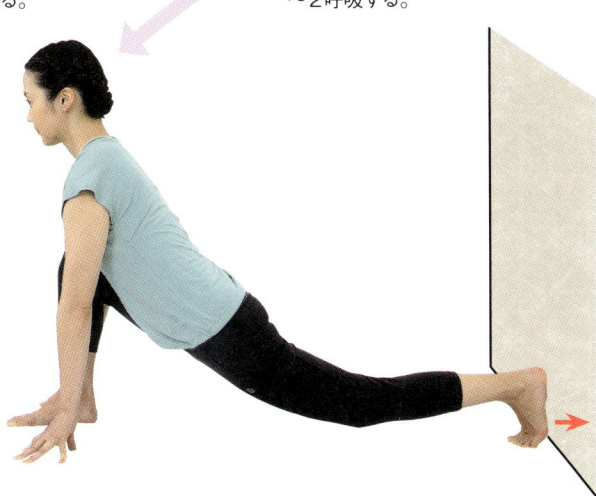

★ 股関節-5
〈骨盤の歪みを整える〉

このポーズに効きます

太鼓橋のポーズ ▶p.138

アーチのポーズ ▶p.140

山のポーズ　(p.90)
伏せたハトのポーズ　(p.106)
弓のポーズ　(p.136)
ラクダのポーズ　(p.144)

英雄のポーズⅡ　(p.96)
コブラのポーズ　(p.134)
三日月のポーズ　(p.142)
ハトのポーズ　(p.146)

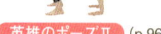

太ももの前側と腸腰筋を左右均等にストレッチします。太ももを内側に向けて回し（内旋）、左右の腰を前に回し込むようにすることで、骨盤の位置が安定します。太鼓橋のポーズやアーチのポーズでひざの開きすぎを防ぎます。

これをイメージ！

上体を倒していくとき、リンボーダンスのイメージで、下腹部を引き締め、尾骨は前方に伸ばすようにする

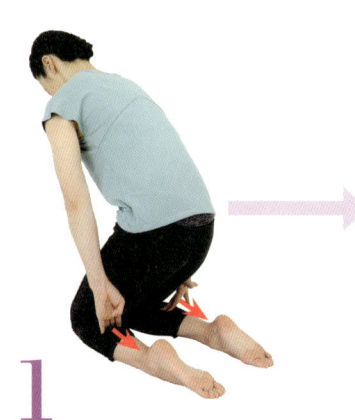

1 ひざ立ちになり、ひざは腰幅に、かかとは腰幅より広めに開く。手でふくらはぎの筋肉を後方に押し出しながら、かかとの間に腰を下ろす。

あごを引き、目線はひざの方に向け続ける

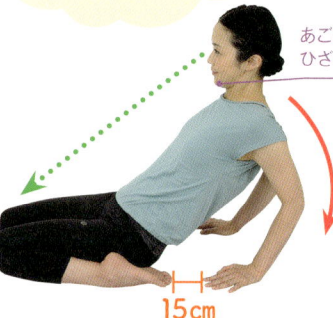

15cm

2 両内ももを床に近づけ、手は背中から15cm後ろにつき、背筋を伸ばし体側を長く保ってゆっくりと上体を倒していく。なるべくひざが開かないように意識する。

これもOK!

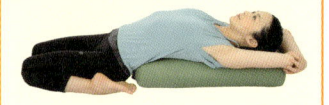

太ももの前側が硬く腰に痛みを感じるときは、背中の下に毛布かボルスターを敷いて高さを出すとよい。

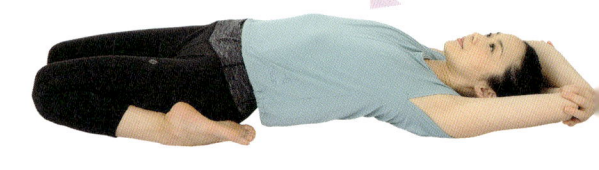

3 頭の上で互いのひじをつかむ。内ももを床に近づけ、坐骨同士が離れ、その間に尾骨が長く伸びていくのをイメージしながら3呼吸する。

★ 股関節-6
〈太ももの外側・お尻〉

このポーズに効きます

牛の顔のポーズ▶p.102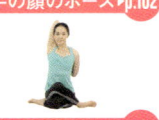
伏せたハトのポーズ▶p.106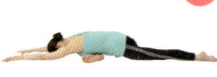
立ち木のポーズ▶p.116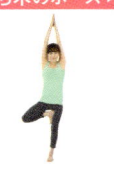
一本足のポーズ▶p.120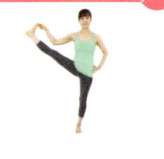

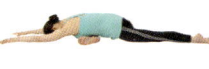

太ももの外側とお尻まわりの筋肉をほぐすことで、左右の骨盤の位置を整えます。伏せたハトのポーズを行なうとき、このエクササイズの感覚を思い出すとポーズの上達につながります。

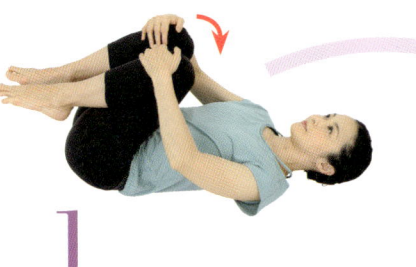

1 仰向けになり、息を吐きながら両手で両ひざを抱える。背骨のS字ラインを整える。

＊ 体幹-3（p.84）を参照。

左足のかかとは押し出す

左のひざと坐骨は上半身から遠ざける

90°

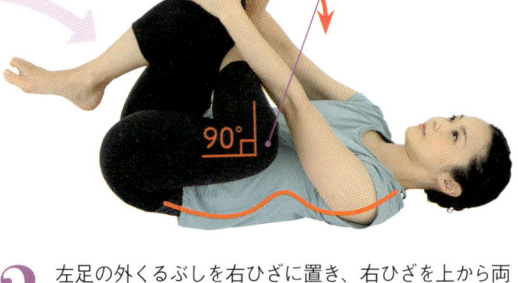

2 左足の外くるぶしを右ひざに置き、右ひざを上から両手で抱える。両手と右ひざは互いに押し合うようにして、背骨のS字ラインを保ち、骨盤の下の方を床に押しつける。左のお尻と太ももの筋肉が伸びるのを感じながら3呼吸する。左右の足を逆に組み替えて、同様に行なう。

これもOK!

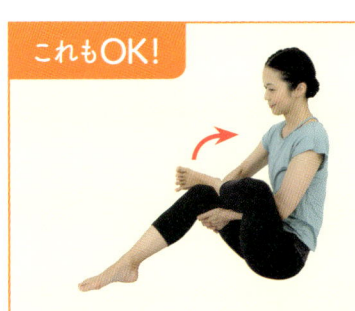

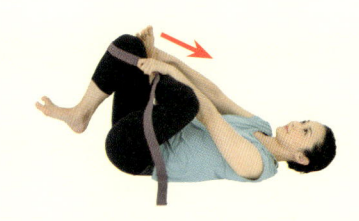

股関節が堅い人は、座った状態で右足を立てて、左足の外くるぶしを右足太ももにのせて、両手で右ももを抱え、お腹に引き寄せる。左ひざは左ひじで押すようにしてからだから遠ざける。また、椅子に座って行なうと比較的楽に効果を実感できます。

股関節が硬く、両手で右ひざを抱えられない人は、右ひざにベルトをかけて両手で引っぱるとよい。

PART 2
ほぐしエクササイズをはじめよう
肩まわりをほぐす
背骨をほぐす
股関節をほぐす
足首をほぐす
手首をほぐす
脚を強くする
体幹を強くする
全身のつながりを感じる

★股関節-7
〈股関節周辺をほぐす〉

このポーズに効きます

三角のポーズ ▶p.98　立ち木のポーズ ▶p.116　背中を伸ばすポーズ ▶p.124

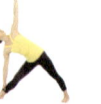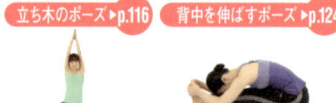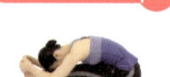

山のポーズ (p.90)　三角のポーズⅡ (p.114)　足を開くポーズ (p.126)
合せきのポーズ (p.128)　足と手のポーズ (p.130)　三日月のポーズ (p.142)
ピラミッドのポーズ (p.148)

足を左右前後に動かしながら股関節周辺をほぐすエクササイズです。太ももの前側、後ろ側の筋肉を使うことを意識しながら太ももの骨（大腿骨）を動かすことで股関節まわりがほぐされるので、前屈系のポーズがより上達します。

1

壁に対して垂直に立ち右手を壁に添える。左足を軽く持ち上げ、太もも内側の筋肉を意識しながら、ゆっくりと壁側に動かす。2呼吸後、左足を元の位置に戻す。

力を加える＝筋肉が収縮するという感覚を意識する

2

太ももの外側とお尻の筋肉を縮めている意識をもちながら、左足をゆっくりと壁と逆方向へ引き上げる。2呼吸後、左足を元の位置に戻す。

常にかかとを押し出すような意識をもちながら、足先は正面に向けたままをキープする

 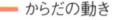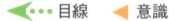

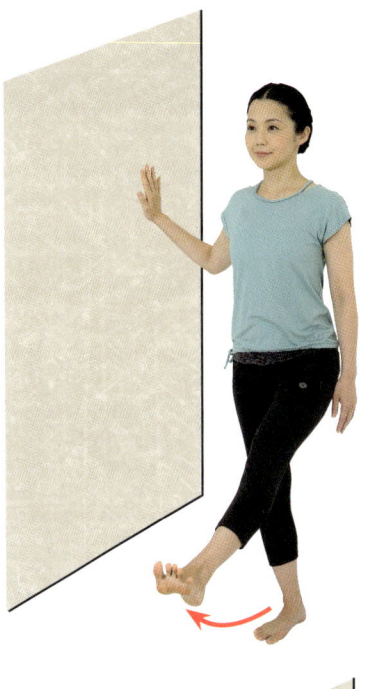

3

太ももの前側の筋肉を意識しながら、左足をゆっくりと前へ引き上げる。2呼吸後、左足を元の位置に戻す。

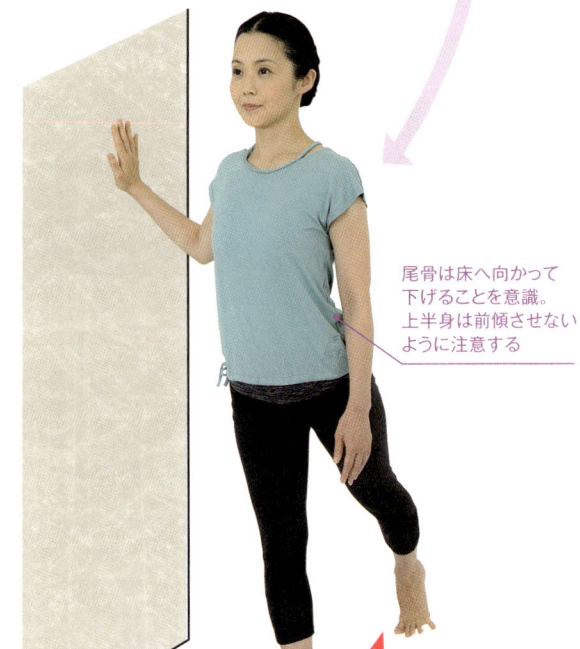

尾骨は床へ向かって下げることを意識。上半身は前傾させないように注意する

4

太ももの裏側の筋肉を意識しながら、ゆっくりと左足を後ろへ引き上げる。このとき、上半身が前かがみにならないように尾骨を下げ、お腹を軽く引き締める。2呼吸後、足を元の位置に戻したら、向きを変えて右足で 1 → 4 を行なう。

PART 2

ほぐしエクササイズをはじめよう

肩まわりをほぐす

背骨をほぐす

股関節をほぐす

足首をほぐす

手首をほぐす

脚を強くする

体幹を強くする

全身のつながりを感じる

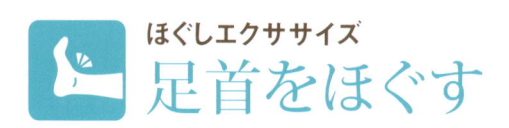

ほぐしエクササイズ
足首をほぐす

足首をほぐすと、足裏で床を押し出すと同時に足の筋肉を引き上げる感覚が身につきます。
英雄のポーズや三角のポーズなどで、下半身が安定してバランスがとりやすくなります。
また、からだ全体の滞りが解消され、全身のつながりを感じやすくなります。

ほぐしのポイント！

● 硬くなった足首をほぐすことで、ふくらはぎや、
　すね周辺の筋肉をストレッチします。

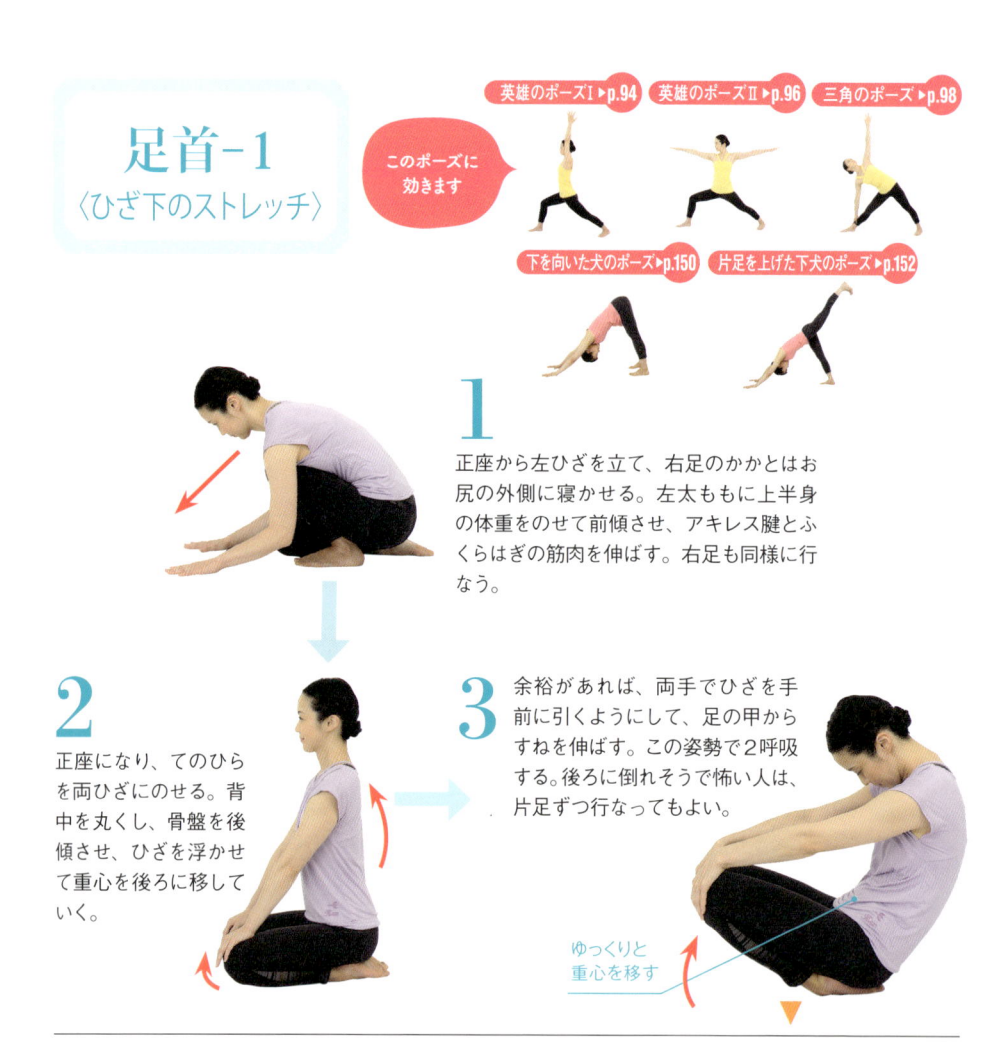

足首-1
〈ひざ下のストレッチ〉

このポーズに効きます

英雄のポーズⅠ ▶p.94　英雄のポーズⅡ ▶p.96　三角のポーズ ▶p.98

下を向いた犬のポーズ▶p.150　片足を上げた下犬のポーズ▶p.152

1 正座から左ひざを立て、右足のかかとはお尻の外側に寝かせる。左太ももに上半身の体重をのせて前傾させ、アキレス腱とふくらはぎの筋肉を伸ばす。右足も同様に行なう。

2 正座になり、てのひらを両ひざにのせる。背中を丸くし、骨盤を後傾させ、ひざを浮かせて重心を後ろに移していく。

3 余裕があれば、両手でひざを手前に引くようにして、足の甲からすねを伸ばす。この姿勢で2呼吸する。後ろに倒れそうで怖い人は、片足ずつ行なってもよい。

ゆっくりと重心を移す

ほぐしエクササイズ
手首をほぐす

手首を柔軟にすることで、てのひら全体で床を押すと同時に前腕の筋肉を引き上げる感覚をつかみやすくなります。アーチのポーズや下を向いた犬のポーズなど、腕でからだを支えるポーズがとりやすくなります。

ほぐしのポイント！

● 手首をほぐし、腕への力の伝わり方をつかむと、胸が開いて呼吸が深くなります。

● 手や前腕の筋肉の引き上げで押し出す力が強化され、手首への過度の負担を防ぎ、手の内側が浮くことがなくなります。

手首-1
〈手首と腕の両面〉

このポーズに効きます

賢者のポーズ ▶p.118　　アーチのポーズ ▶p.140　　下を向いた犬のポーズ ▶p.150

コブラのポーズ （p.134）　　片足を上げた下犬のポーズ （p.152）

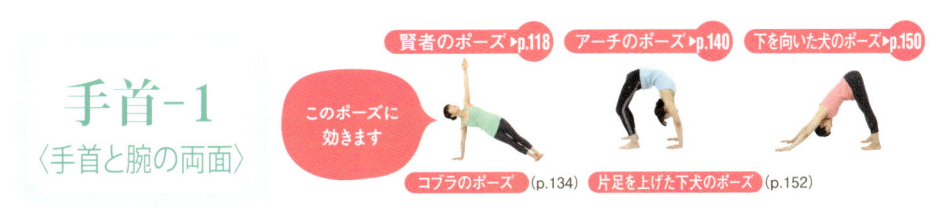

1

つま先立ちで正座になり、手の甲を片方ずつ床に押しつけてストレッチする。このとき手の甲の右側と左側に交互に体重を移すように刺激を加えるとよい。

手首から前腕の内側が引き伸ばされるのを感じながら、ゆっくり行なう

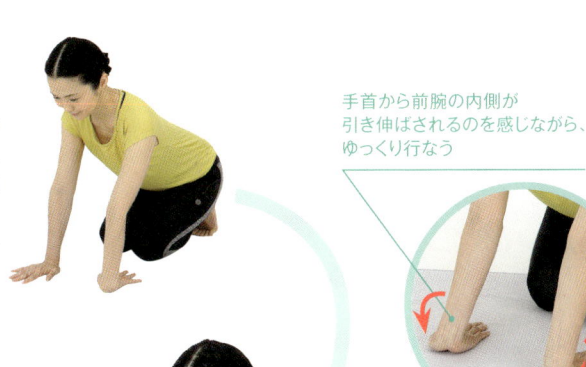

鎖骨が左右に開き、胸が開く感覚を確認する

体重は人さし指と親指のつけ根にのせる

2

両手を逆手にして、前腕の内側をストレッチさせながらしっかり床を押す。床を押しながらひじを軽く曲げて、肩は耳から遠ざけ二の腕で両脇を挟むようにして上腕を外側に向けて回し（外旋）、胸を開く。この姿勢で3呼吸する。余裕があれば、右手と左手と交互に体重をのせて、ストレッチを深める。

肩まわりをほぐす

背骨をほぐす

股関節をほぐす

足首をほぐす

手首をほぐす

脚を強くする

体幹を強くする

全身のつながりを感じる

ほぐしエクササイズ
脚を強くする

足全体の筋肉を意識して使うことで、深層筋に働きかけ、股関節をほぐし骨盤の歪みを矯正します。はじめは深層筋に働きかける感覚をつかむのが難しいですが、1〜5をくり返し行なうことで、徐々に効果を感じることができるようになります。足全体が強くなり、ポーズに安定感が生まれます。

ほぐしのポイント！

● 足裏から股関節にかけて、正しい方向性を意識し
ながら足全体の筋肉に働きかけます。

★脚-1
〈足裏〉

このポーズに効きます

ローランジ ▶p.92	英雄のポーズI ▶p.94	ピラミッドのポーズ ▶p.148

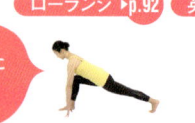

山のポーズ (p.90)	英雄のポーズⅡ (p.96)	三角のポーズ (p.98)
ねじりのポーズ (p.108)	足に顔をつけるポーズのバリエーション (p.110)	
腰かけねじりのポーズ (p.112)	三角のポーズⅡ (p.114)	足と手のポーズ (p.130)
コブラのポーズ (p.134)	弓のポーズ (p.136)	太鼓橋のポーズ (p.138)
アーチのポーズ (p.140)	ラクダのポーズ (p.144)	

足裏の感覚を鍛えることで、ヨガのポーズが安定し、心地よさが得られるようになります。ピラミッドのポーズなどの立位系ポーズでは、足裏で床を押し、足首から股関節に向かって連動している筋肉を意識できるようになります。

足の指を開くと、
足裏を引き伸ばす感覚を
つかみやすい

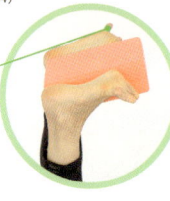

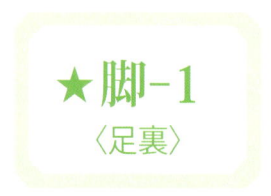

1 仰向けに寝てひざを立て、足の内側でブロックを挟む。

2 ブロックを挟んだまま足を持ち上げ、両足裏を天井へ向ける。このとき足の親指のつけ根から土踏まず、かかとまでを引き伸ばすようにして内ももを引き締め、しっかりとブロックを挟む。この姿勢で2呼吸する。

内ももを引き締めると、
骨盤が安定する

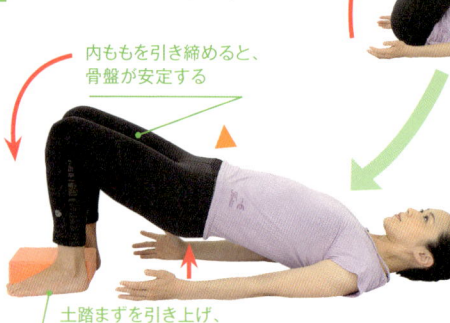

3 土踏まずの引き上げや、すねと内ももの引き締めを保ったまま、ひざを曲げゆっくりと足を床に下ろして立てひざになる。ひざを斜め前方に長く伸ばすイメージで腰を持ち上げる。この姿勢で2呼吸する。

土踏まずを引き上げ、
足裏を活性化させた状態を保つ

← からだの動き ◀… 目線 ◀ 意識

★脚-2
〈股関節〉

このポーズに効きます

足に顔をつけるポーズのバリエーション ▶p.110
腰かけねじりのポーズ ▶p.112
ワシのポーズ ▶p.122

伏せたハトのポーズ (p.106)　ねじりのポーズ (p.108)　背中を伸ばすポーズ (p.124)
足を開くポーズ (p.126)　合せきのポーズ (p.128)　足と手のポーズ (p.130)
マリーチの前屈 (p.132)　コブラのポーズ (p.134)　ピラミッドのポーズ (p.148)

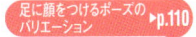
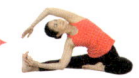
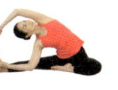
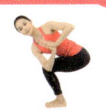
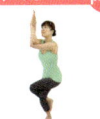

内ももから骨盤内の深層筋へ働きかけ、股関節周辺をほぐしていきます。足を開くポーズなどで、無理なく心地よく足を左右に開くことができるようになります。

これをイメージ！

雑巾をギューッと絞るような画を思い浮かべる

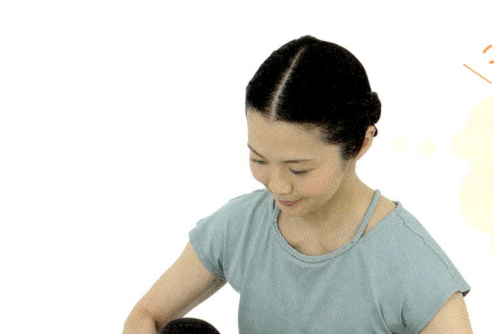

押し合ったすねが引き締まるとき、内ももは内側に（内旋）、ひざから下は外側に向けて回す意識をもつ

体育座りになり足の内側でブロックを、両手ですねを挟み込む。てのひらは内側へ力を加え、すねは外側へ力を加えて強く押し合う。押し合いながら、土踏まずを引き上げ、足の親指のつけ根を床に向かって押し出す。3呼吸する。

＊ 股関節がほぐれる感覚がつかみにくい場合は、手とすねをさらに強く押し合います。くり返し行なうことで、効果を感じることができるようになります。

＊ 脚-3 (p.76)の3の状態で、すねとてのひらで押し合うと、思った以上に強く押し合う必要があることがわかり、股関節まわりに効いているのがよりわかります。

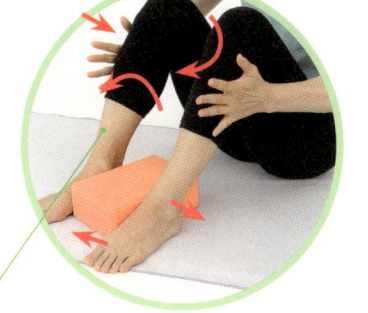

両すねを引き締めながら、足の親指のつけ根を下側に向ける力を加える。内くるぶしは引き上げ、外かかとを床に押しつける力を加える

肩まわりをほぐす

背骨をほぐす

股関節をほぐす

足首をほぐす

手首をほぐす

脚を強くする

体幹を強くする

全身のつながりを感じる

脚-3
〈足首〉

このポーズに効きます

| 腰かけねじりのポーズ ▶p.112 | 背中を伸ばすポーズ ▶p.124 | 下を向いた犬のポーズ ▶p.150 |

合せきのポーズ (p.128)　足と手のポーズ (p.130)　ピラミッドのポーズ (p.148)
片足を上げた下犬のポーズ (p.152)

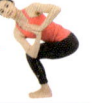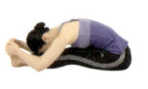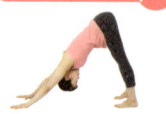

ふくらはぎや太ももの裏が効果的にストレッチできます。下半身が安定するようになるので、下を向いた犬のポーズなどでポーズをキープしやすくなります。

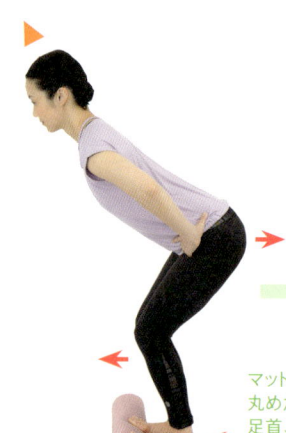

1

真っすぐ立ち、足先から土踏まずの半分をマットなどにのせる。かかとは床につけ、ひざを軽く曲げる。

マットやブランケットを丸めたものを用意し、足裏から足首、アキレス腱が心地よく引き伸ばされる高さに調節する

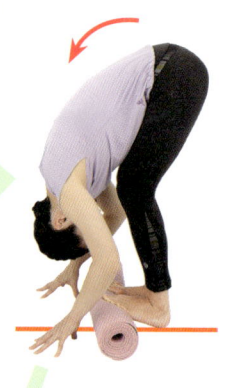

2

かかとは床につけたまま、息を吐きながら上体を前へ倒して伏せていく。

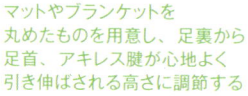

3

内ももを引き締めて足の親指のつけ根でマットを押す。ひざを曲げた状態から、下腹部と太ももの前面が離れないようにしながら足裏全体で床を押し、坐骨を天井にゆっくりと向けていく。この姿勢で3呼吸する。

ひざを伸ばしていくときは、股関節と足首は後方に、すねの上部は前方に押し出してバランスをとる

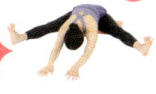 足を開くポーズ ▶p.126　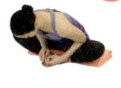 合せきのポーズ ▶p.128　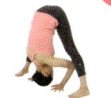 ピラミッドのポーズ ▶p.148

PART 2

ほぐしエクササイズをはじめよう

肩まわりをほぐす

背骨をほぐす

股関節をほぐす

足首をほぐす

手首をほぐす

脚を強くする

体幹を強くする

全身のつながりを感じる

★脚-4
〈股関節の開き〉

このポーズに効きます

股関節をほぐしながら、内ももの筋肉を引き締めるエクササイズです。内ももの筋肉を中央に引き締め、太ももの骨（大腿骨）が外側に離れていく感覚がつかめると、足を開くポーズや合せきのポーズがとりやすくなります。

1

足を肩幅に開いて立ち、腕を前に伸ばしてひざを開く。ひじの外側へひざがくるように腰をゆっくり下ろす。かかとは浮かないよう、床につける。

これをイメージ！

背骨はゆるんで上へ上へと伸びていくイメージ

背骨はゆるんで腰から頭に向かって真っすぐ伸びていくのを意識する

太ももの骨が股関節から引き離されるように外に向かうことで股関節がほぐされ尾骨が下ろしやすくなる

これもOK！

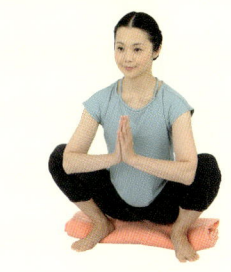

足首が硬くかかとを床につけてしゃがむ姿勢が難しい人は、折りたたんだ毛布や丸めたマットをかかとの下に挟んでもOK。

2

胸の前でてのひらを合わせ、ひざとひじを互いに押し合う。内ももの筋肉を引き締めながら、左右の太ももの骨が互いに外側に離れていくのを意識しながら、尾骨を下げる。

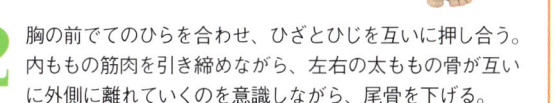

77

★脚-5
〈足裏とすね〉

足裏の筋肉の活性化やすねの筋肉の強化を促します。各部位の正しい方向性を意識しながら筋肉を活性化させることで、足を開くポーズや合せきのポーズでひざなどを痛めることなく安全にポーズをとることができます。

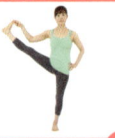

このポーズに効きます

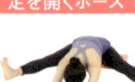

一本足のポーズ ▶p.120

足を開くポーズ ▶p.126

合せきのポーズ ▶p.128

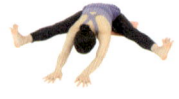

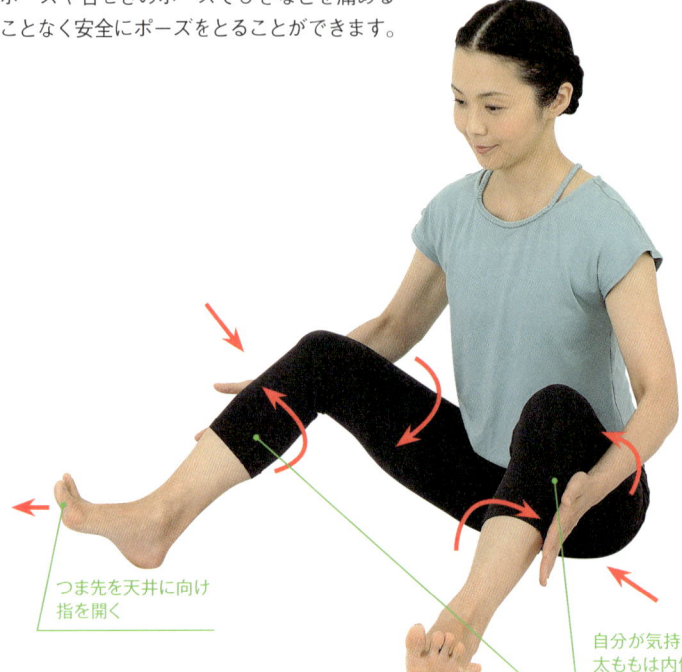

つま先を天井に向け指を開く

自分が気持ちよいと思う開き具合でOK。
太ももは内側に（内旋）、
ひざから下は外側に向けて回す
意識ができると安全に開脚ができる

足を広めに開き、足裏は床から浮かせる。てのひらとすねの外側で互いに強く押し合い、下腹部を引き上げる。足の親指のつけ根は前方に押し出し、小指はひざの方に近づけるようにして、足の内側を長く、外側を縮める。背骨を伸ばして、3呼吸する。

＊股関節がほぐれる感覚がつかみにくい場合は、手とすねをさらに強く押し合ってみましょう。くり返し行なうことで、完成度が高まります。

＊ 脚-2 （p.75）を行なったり、 脚-3 （p.76）の3の状態で、すねとてのひらで押し合う動作を一緒に行なったりすると、すねとてのひらで思った以上に強く押し合う必要があることがわかり、股関節まわりに効いているのがよりわかります。

手と足にバランスよく
体重を分散できる

ヨガのポーズは、"四足歩行"の姿勢が基本です。下を向いた犬のポーズ(p.150)がその代表例ですが、手と足にバランスよく体重を分散することが大切です。足裏とてのひらで床を押し出し、足と前腕の筋肉を引き上げる感覚を習得していきましょう。

脚を強くする

p.74～

足全体の筋肉に働きかけ、
骨盤の歪みを矯正

足全体の筋肉を意識して使うことで深層筋に働きかけ、股関節をほぐし骨盤の歪みを矯正します。これにより、ポーズをとるとき安定感が生まれバランスがとりやすくなります。ヨガのポーズを行なうとき、すべてのポーズの基礎となるエクササイズです。はじめは感覚をつかむのに時間がかかるかも知れませんが、くり返し行ない、感覚を養いましょう。

体幹を強くするエクササイズ

p.80～

バランスをキープする力が
向上する

体幹を強くするエクササイズは、さまざまなヨガのポーズで大切な腹横筋を引き締める感覚をつかんで、からだを強くしなやかに使えるように整えていきます。ヨガを効果的に行なうには、関節や筋肉の柔軟性だけでなく、体幹の筋肉を適切に使うことも必要です。体幹を強くするとからだの中心が引き締まり、太りにくくなるといわれています。

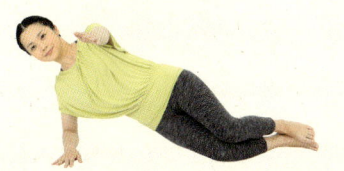

全身のつながりを感じる

p.86～

上半身と下半身のつながりを
感じ、しなやかな動きに

全身のつながりを感じ、しなやかなからだをつくるエクササイズです。親指のつけ根とかかとを交互に押し出すことで、下半身から上半身にかけてからだの前面と後面が引き上がる感覚を意識できるようになります。これにより、前屈や後屈のポーズが行ないやすくなります。からだはすべてひとつながりで、連動して動いているという感覚を養いましょう。

体幹を強くする

からだを支えている深部の筋肉は、バランスをとったり、真っすぐ立ったりするときに重要な働きをします。深部の筋肉をほぐし、さらに筋肉を強くしていきましょう。

ほぐしのポイント！

- 体幹の筋肉を適度にストレッチし、上半身と下半身をつなげて、からだの軸を整えます。
- **体幹-2**（p.82）では、腹横筋を引き締めることで、下半身が根づき上半身が伸びる感覚が意識できます。

体幹-1
〈中心軸の活性化〉

このポーズに効きます

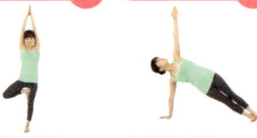

- 魚のポーズ ▶p.104
- 立ち木のポーズ ▶p.116
- 賢者のポーズ ▶p.118
- 腰かけねじりのポーズ（p.112）
- 一本足のポーズ（p.120）
- ワシのポーズ（p.122）
- コブラのポーズ（p.134）
- 弓のポーズ（p.136）
- 太鼓橋のポーズ（p.138）
- アーチのポーズ（p.140）
- 三日月のポーズ（p.142）
- ハトのポーズ（p.146）

からだ全体の軸が強くなり、足から背骨を通り、頭頂部へ引き上がっていく感覚を意識しやすくなります。特に立ち木のポーズ、賢者のポーズ、魚のポーズなどの前に行ないたいエクササイズです。

1

手と足を肩幅に開いて四つんばいになり、太ももの間にブロックを挟む。

＊慣れてきたらブロックは外して行なった方が効果的。

2

両手で床を押して、お尻を斜め後方に向かって引き上げる。足を後方に移動させてつま先立ちになり、すねを引き締め下腹部までをつり上げる。

4の状態でからだが真っすぐになるように手と足の距離を長めにとることを意識する

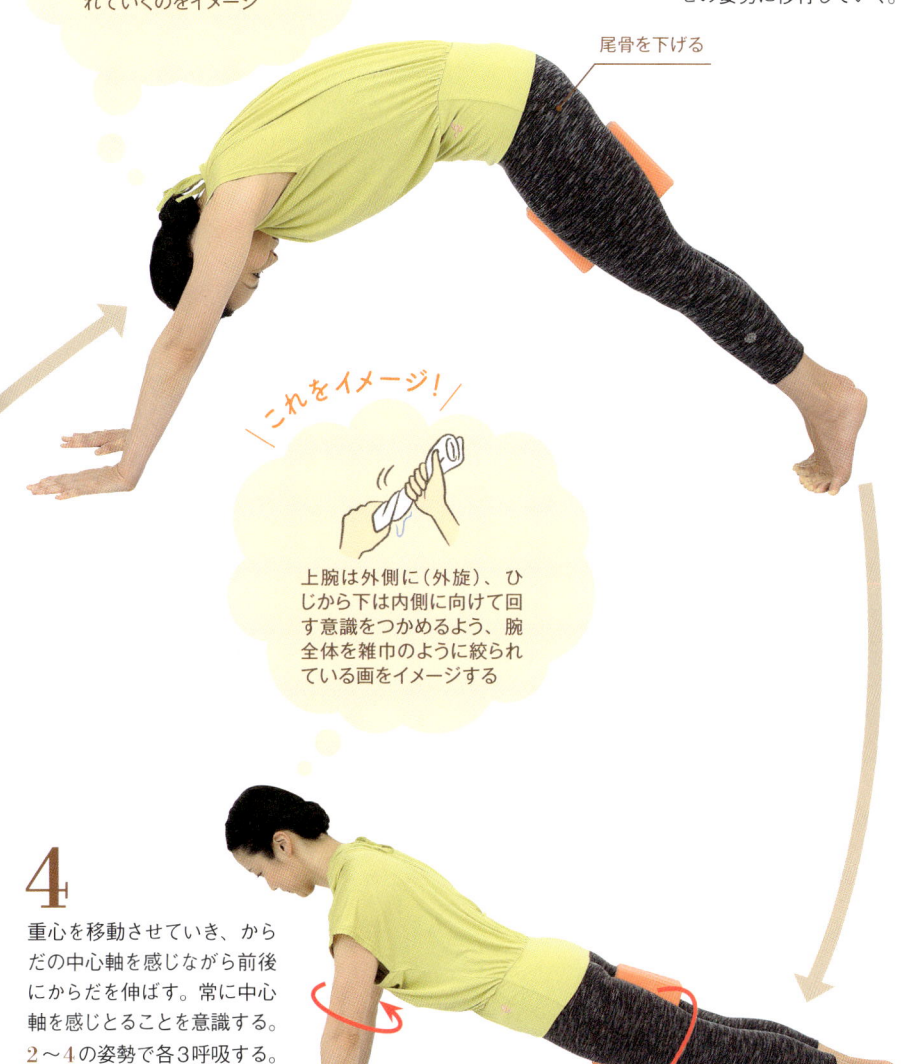

これをイメージ！

下半身の体液が尾骨を通り、上半身にゆっくりと流れていくのをイメージ

尾骨を下げる

3

下半身から上半身に重心を移行させていくイメージでできるだけゆっくり4の腕立て伏せの姿勢に移行していく。

これをイメージ！

上腕は外側に（外旋）、ひじから下は内側に向けて回す意識をつかめるよう、腕全体を雑巾のように絞られている画をイメージする

4

重心を移動させていき、からだの中心軸を感じながら前後にからだを伸ばす。常に中心軸を感じとることを意識する。2〜4の姿勢で各3呼吸する。

太ももは内側に向けて回す（内旋）意識をもつ

PART 2

ほぐしエクササイズをはじめよう

肩まわりをほぐす

背骨をほぐす

股関節をほぐす

足首をほぐす

手首をほぐす

脚を強くする

体幹を強くする

全身のつながりを感じる

体幹-2
〈体幹のストレッチ〉

このポーズに効きます

山のポーズ ▶p.90
腰かけねじりのポーズ ▶p.112
立ち木のポーズ ▶p.116
一本足のポーズ (p.120)
アーチのポーズ (p.140)
ラクダのポーズ (p.144)

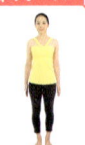
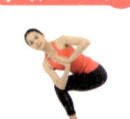
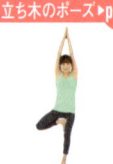

深部の筋肉を適度にストレッチし、下腹部を引き上げる感覚を養います。特にすべての基本姿勢といえる山のポーズの完成度が高まります。

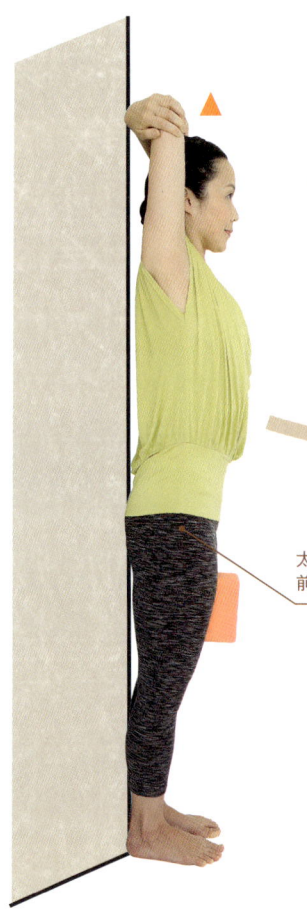

1

内ももの上部にブロックを挟み、壁の角に背中とお尻をつけて立つ。頭の上で互いのひじを持ち、背中側の肋骨を引き上げるようにして骨盤から遠ざける。

太もものつけ根と肋骨は
前につき出さないようにする

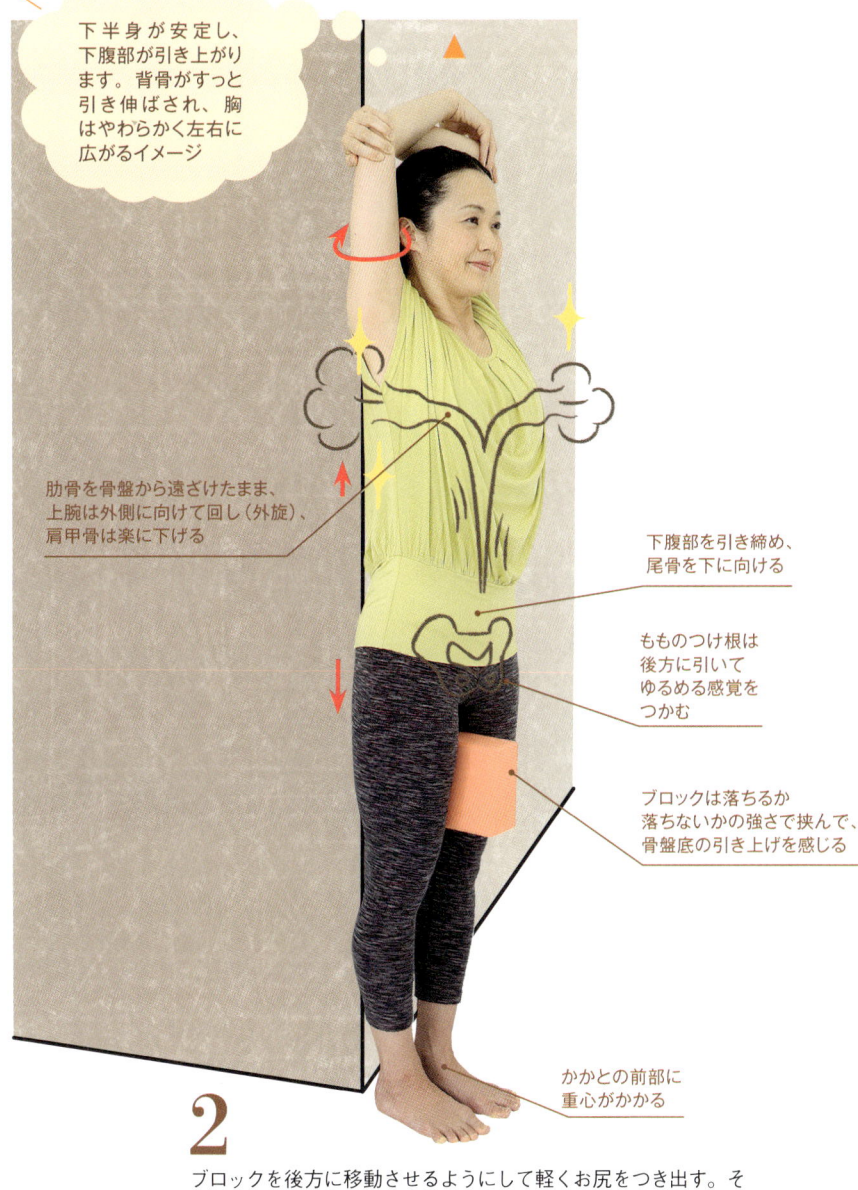

PART 2

ほぐしエクササイズをはじめよう

肩まわりを ほぐす

背骨を ほぐす

股関節を ほぐす

足首を ほぐす

手首を ほぐす

脚を 強くする

体幹を 強くする

全身のつながりを 感じる

これをイメージ！

下半身が安定し、下腹部が引き上がります。背骨がすっと引き伸ばされ、胸はやわらかく左右に広がるイメージ

肋骨を骨盤から遠ざけたまま、上腕は外側に向けて回し（外旋）、肩甲骨は楽に下げる

下腹部を引き締め、尾骨を下に向ける

もものつけ根は後方に引いてゆるめる感覚をつかむ

ブロックは落ちるか落ちないかの強さで挟んで、骨盤底の引き上げを感じる

かかとの前部に重心がかかる

2

ブロックを後方に移動させるようにして軽くお尻をつき出す。そけい部の内側を後方にゆるめ、お腹を引き上げ、かかと前部に重心があるのを意識する。お腹のひき上げとかかと前部の重心を保ったまま尾骨を下に伸ばす。この姿勢で3呼吸する。

* **体幹-4** (p.85)の腹横筋を使う感覚を意識するとよい。

体幹-3
〈体幹の強化〉

このポーズに効きます

山のポーズ ▶p.90 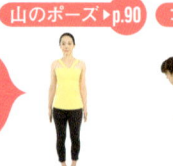　コブラのポーズ ▶p.134 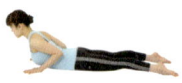　弓のポーズ ▶p.136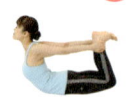

ローランジ （p.92）

お腹の奥にある体幹の筋肉を適度にストレッチして活性化し、理想的な背骨の形状（S字ライン）を意識しやすくするエクササイズです。深層筋が活性化し背中のカーブが安定すると、後屈系のポーズで腰を痛めにくくなります。

ひざをてのひらに押しつけることで、腰が反るのを意識する

のどの奥と肩をリラックスさせる

骨盤は水平にキープ。太ももは内側に（内旋）、すねは外側に向けて回すことを意識する

背中全体が床についた状態からおへその裏側を浮かせ、背骨の「S字ライン」を頭に描く

仰向けになり、息を吸いながら両ひざを抱え、てのひらに向かって両ひざを押しつけ、腰を反らせおへその裏側あたりを少し浮かせる。軽くお尻をつき出した状態で股関節が安定しているのを感じながら、背骨から首までを気持ちよく伸ばして3呼吸する。

体幹-4
〈体幹(腹横筋)を鍛える〉

このポーズに効きます

英雄のポーズI ▶p.94　英雄のポーズII ▶p.96　ラクダのポーズ ▶p.144

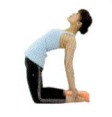

腹横筋を鍛え、体幹を強くするエクササイズです。腹横筋が上体を支えるので、英雄のポーズやラクダのポーズが安定し、健やかな背骨の伸びも感じられるようになります。

三角のポーズ (p.98)	魚のポーズ (p.104)	腰かけねじりのポーズ (p.112)
三角のポーズII (p.114)	立ち木のポーズ (p.116)	賢者のポーズ (p.118)
一本足のポーズ (p.120)	ワシのポーズ (p.122)	合せきのポーズ (p.128)
コブラのポーズ (p.134)	弓のポーズ (p.136)	太鼓橋のポーズ (p.138)
アーチのポーズ (p.140)	三日月のポーズ (p.142)	ハトのポーズ (p.146)

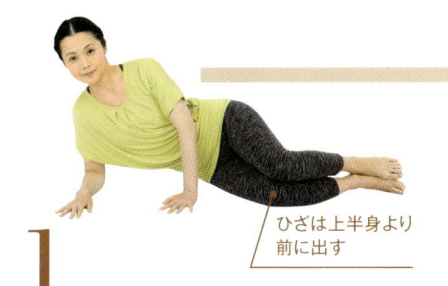

首の後ろは気持ちよく伸ばす

ひざは上半身より前に出す

1
からだの右側を下にして横向きに寝て、右ひじ(前腕)を床に置きひざを軽く曲げる。

2
右腕と右すねの外側で床を押し、下腹部を引き締め、からだを縦に引き伸ばすイメージで腰を床から持ち上げる。

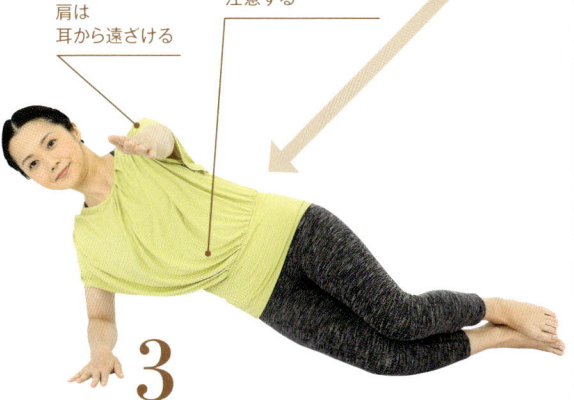

肩は耳から遠ざける

呼吸を止めないよう注意する

3
左手は前にならえから肩を少し後方に引いた状態を保つ。お腹まわりの筋肉を使っているのを感じながら3呼吸する。

これもOK!

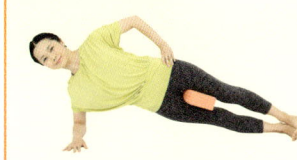

からだを支えるのがつらい人は、足を伸ばし、ひざを上げる。方向を変えて逆側も同様に行なう。足の内側のラインを伸ばし、頭頂から足先まで1本の軸が通っているイメージで体勢をキープする。ブロックを両足の太ももに挟むと安定しやすくなる。

全身のつながりを感じる

上半身と下半身のつながりを感じ、しなやかなからだをつくるエクササイズです。からだの前面と後面が引き上がる感覚を意識できるようになると、特に前屈や後屈のポーズが行ないやすくなります。

ほぐしのポイント！

● 親指のつけ根とかかとを交互に押し出すことで、からだの前面と後面が引き上がる感覚を養います。

● 骨盤と連動してからだの前面と後面に交互に働きかけ、背骨の健やかな伸びを促します。

全身-1
〈お尻の外側、太もも〉

このポーズに効きます

背中を伸ばすポーズ ▶p.124
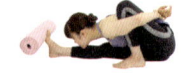
マリーチの前屈 ▶p.132
足を開くポーズ (p.126)

足裏と太ももで押し合うことで太もも全体の筋肉を使う意識が深まります。これにより、股関節の可動域が広がり前屈が行ないやすくなります。マリーチの前屈でポーズを深めるのに役立ちます。

下腹部を引き上げる

足の親指をしっかり押し出すことを意識する

マットを押す足の指の力は保ったままかかとをつき出して、からだの後面のラインを引き上げていく

1
左ひざを曲げて右足は壁に向かって伸ばし、筒状に丸めたマットを壁と足裏で挟む。右かかとは壁から少し離し、右親指のつけ根はマットに向かって押し出してからだの前側を引き上げる。

2
からだの前側の引き上げを保ったまま、太もも裏の上部を床に押しつけながら前屈していく。姿勢が安定したら、3呼吸し、1の体勢に戻り反対側も同様に行なう。

＊前屈が深まらない人は、股関節-7（p.70）の3 → 4 → 2の動きを順番に行ない股関節をほぐすとよい。

全身-2
〈足裏〉

このポーズに効きます

猫のポーズ ▶p.100　背中を伸ばすポーズ ▶p.124　足と手のポーズ ▶p.130

ラクダのポーズ (p.144)

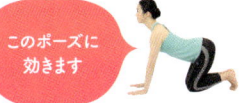
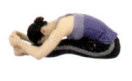

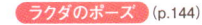

足の親指のつけ根とかかとの押し出しを意識することで、からだの前面と後面が引き上がる感覚を意識できるようになるエクササイズです。猫のポーズでは、からだの前面と後面を効率的に交互に伸ばし滑らかな動きができるようになります。

これをイメージ!

足の親指のつけ根を押し出すことで、からだの前面が引き上がっていくのをイメージする

これをイメージ!

かかとをつき出すことで、からだの後面が引き上がっていくのをイメージする

両手はおでこの下でかさねる

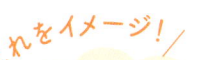

1
つま先立ちの正座から上体を倒し、両腕を交差させておでこをのせる。足の親指のつけ根に力を入れ後方に強く押し出す。

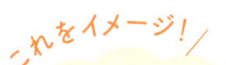

2
つき出した足の親指のつけ根を手前に戻して下腹部を引き締め、尾骨を下げる。かかとを強くつき出す。1に戻って1→2を4～5回くり返す。

4
2と同じように親指のつけ根を手前に戻すように下腹部を引き締め尾骨を下げ、かかとをつき出しからだの背面のラインを伸ばす。背中が上に向かって引き伸びているのを確認する。3に戻って3→4を4～5回くり返す。

3
正座になりつま先を立て、1と同じように足の親指のつけ根に力を入れ後方に押し出し、からだの前面が伸びるのを確認する。からだの前面、後面が効果的に伸ばされ背骨の椎骨に隙間が生まれる。

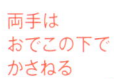
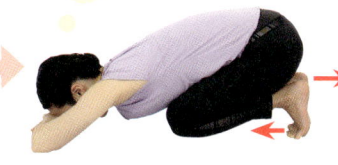

肩まわりをほぐす

背骨をほぐす

股関節をほぐす

足首をほぐす

手首をほぐす

脚を強くする

体幹を強くする

全身のつながりを感じる

背中を伸ばすポーズ ▶p.124　足を開くポーズ ▶p.126　足と手のポーズ ▶p.130　マリーチの前屈（p.132）　ラクダのポーズ（p.144）

全身-3
〈腰の前後と背骨〉

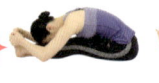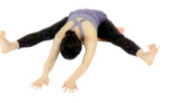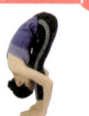

このポーズに効きます

骨盤周辺の緊張をほぐし、背骨の椎骨ひとつひとつに隙間を与えほぐします。下腹を引き上げた状態で前に伏せていくという前屈系のポーズの正しい方法が理解できます。

＊ **全身-2**（p.87）のあとに行なうとからだの前面と後面が伸びるのをより感じやすくなります。
＊ **全身-3** の後に **全身-1**（p.86）を行なうと前屈が行ないやすくなります。

1
両足を前に伸ばし、ひざを曲げた状態で座り、左右の坐骨に均等に体重をかける。両足指のつけ根にベルトを引っかけて手前に引く。坐骨で床を押し、下腹部を引き上げて背骨を伸ばす。

親指のつけ根を前へつき出しながらベルトを手前に引き、からだの前側（すね、太もも前、下腹部、胸）を引き上げる

2
ベルトを手前に引き親指のつけ根の押し出す力を保ったまま、かかとを前にけり出すようにして、足首から、からだの後ろ側を引き伸ばす。1と2を1呼吸ずつ交互に行ない、からだの前面、後面が引き上げられる感覚をイメージしながら、背骨が伸びていくのを感じる。

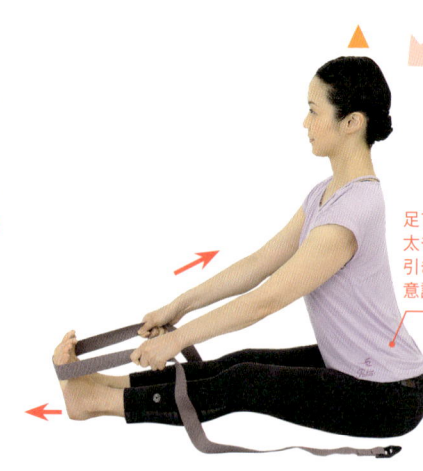

足首、ふくらはぎ、太もも裏、腰、背中が引き上がっていくのを意識する

ヨガに
挑戦してみよう

ヨガのポーズは、世界に数百種類以上あるといわれています。

ここでは、特に人気のあるポーズや、ぜひチャレンジしてもらいたいポーズ32種類を紹介します。

からだが硬い人や初心者がつまずきがちな箇所には、それらをサポートするほぐしエクササイズを記載しました。

ポーズを上達させるコツは、事前にPART 2のほぐしエクササイズを行なうこと。ほぐしエクササイズをくり返し行なうことで、できなかったポーズもできるようになっていきます。

ヨガの基本は無理をしないこと。マイペースで進めていきましょう。

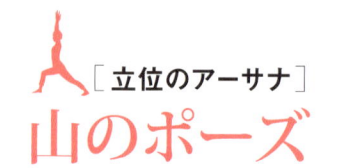

［立位のアーサナ］
山のポーズ

【ターダ・アーサナ／ Tadasana】
＊ Tada は「山」の意味

真っすぐそびえ立つ山のような、堂々とした
ポーズ。すべての立位の基本となり、シンプ
ルながら最も難しいポーズといわれています。
正しく姿勢をとることでからだの中心軸が整
い、集中力が高まります。全身の疲労や肩
こりの緩和、お腹の引き締めにも効果的です。

\ 山のポーズ の前に行ないたい /
ほぐしエクササイズ

肩-1 (p.40)	脚-1 (p.74)
肩-4 (p.44)	体幹-2 (p.82)
股関節-5 (p.68)	体幹-3 (p.84)
股関節-7 (p.70)	

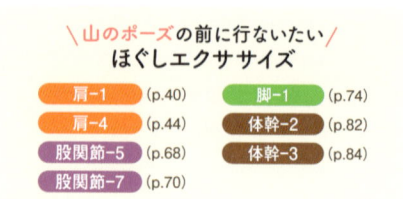

あらかじめ 股関節-5 を
行なうと、下腹部の引
き上がった感覚をつか
みやすくなります

股関節-5 (p.68)

あらかじめ 肩-1 肩-4
を行なうと、両肩が正しい位置
になり肩の緊張がなくなります

肩-1 (p.40)　　肩-4 (p.44)

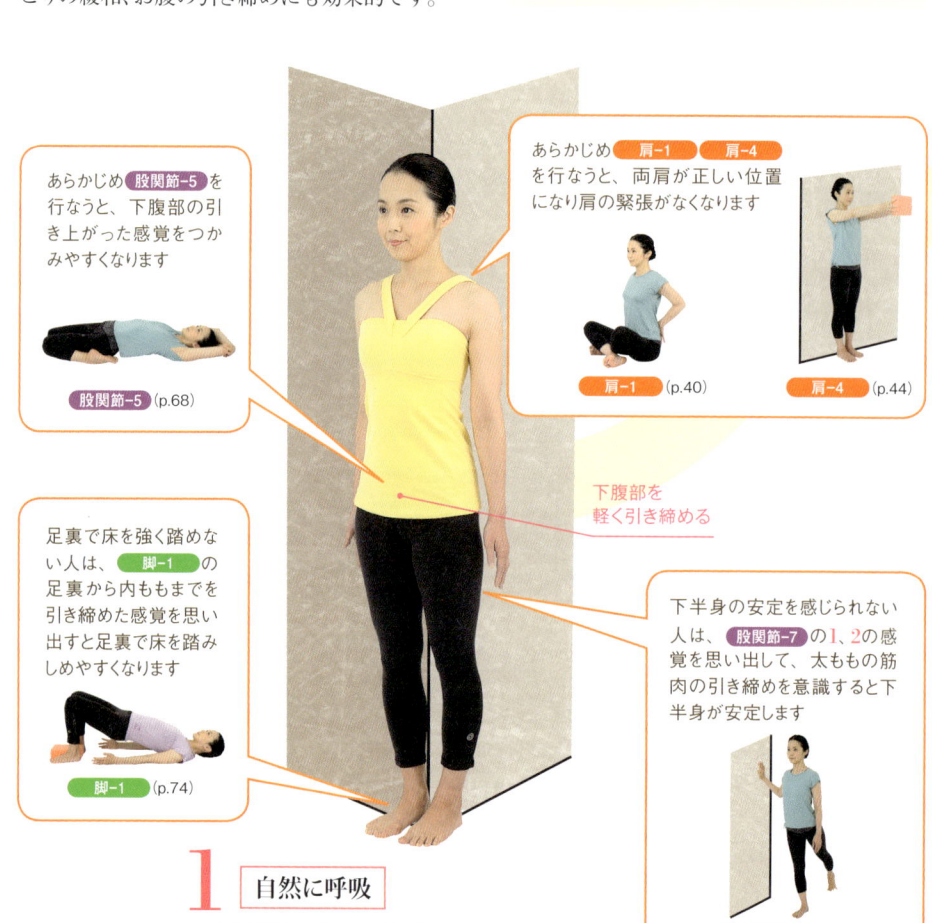

下腹部を
軽く引き締める

足裏で床を強く踏めな
い人は、 脚-1 の
足裏から内ももまでを
引き締めた感覚を思い
出すと足裏で床を踏み
しめやすくなります

脚-1 (p.74)

下半身の安定を感じられない
人は、 股関節-7 の1、2の感
覚を思い出して、太ももの筋
肉の引き締めを意識すると下
半身が安定します

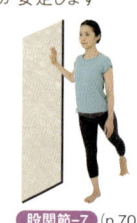

股関節-7 (p.70)

1 自然に呼吸

足を軽く開き、背筋を伸ばして立つ。壁の角に立
ち、後頭部、肩甲骨の間、仙骨をつけて一直線上
に体幹を保つと、からだの中心軸が意識しやすい。

頭頂部は天井に
引っぱられる
意識をもつ

2 自然に呼吸

足裏全体で地面を踏みしめ、
両足の親指のつけ根に均等
に体重をのせる。肩の力を抜
き、ゆったりと呼吸をくり返す。

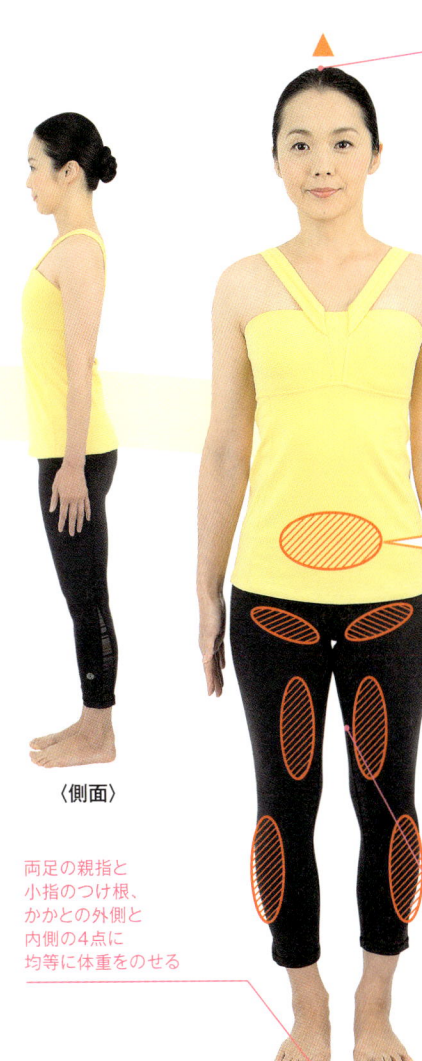

〈側面〉

〈正面〉

下腹部を引き上げる
感覚がわからない人
は、 体幹-2 の深
層筋（腸腰筋）を適
度に引き伸ばした感
覚を思い出しましょう

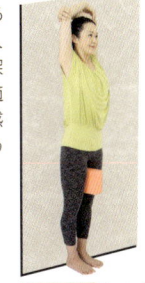

体幹-2 (p.82)

両足の親指と
小指のつけ根、
かかとの外側と
内側の4点に
均等に体重をのせる

ブロックを軽く挟んでいる
意識で足の内側ラインを
伸ばすようにして
親指のつけ根で床を押す

効きどころ

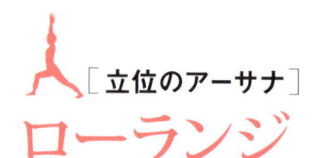

ローランジ

ウエイトトレーニングの基本種目「ランジ」の姿勢2から、てのひらを床に下ろして上体を倒すためローランジと呼ばれます。

太ももを引き締める、骨盤の歪みを整える、股関節の柔軟性を高めるなどのほか、婦人科系の不調を緩和する働きが期待できます。

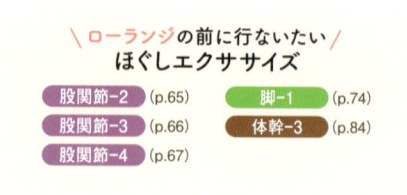

\ ローランジの前に行ないたい /
ほぐしエクササイズ

股関節-2 (p.65)	脚-1 (p.74)
股関節-3 (p.66)	体幹-3 (p.84)
股関節-4 (p.67)	

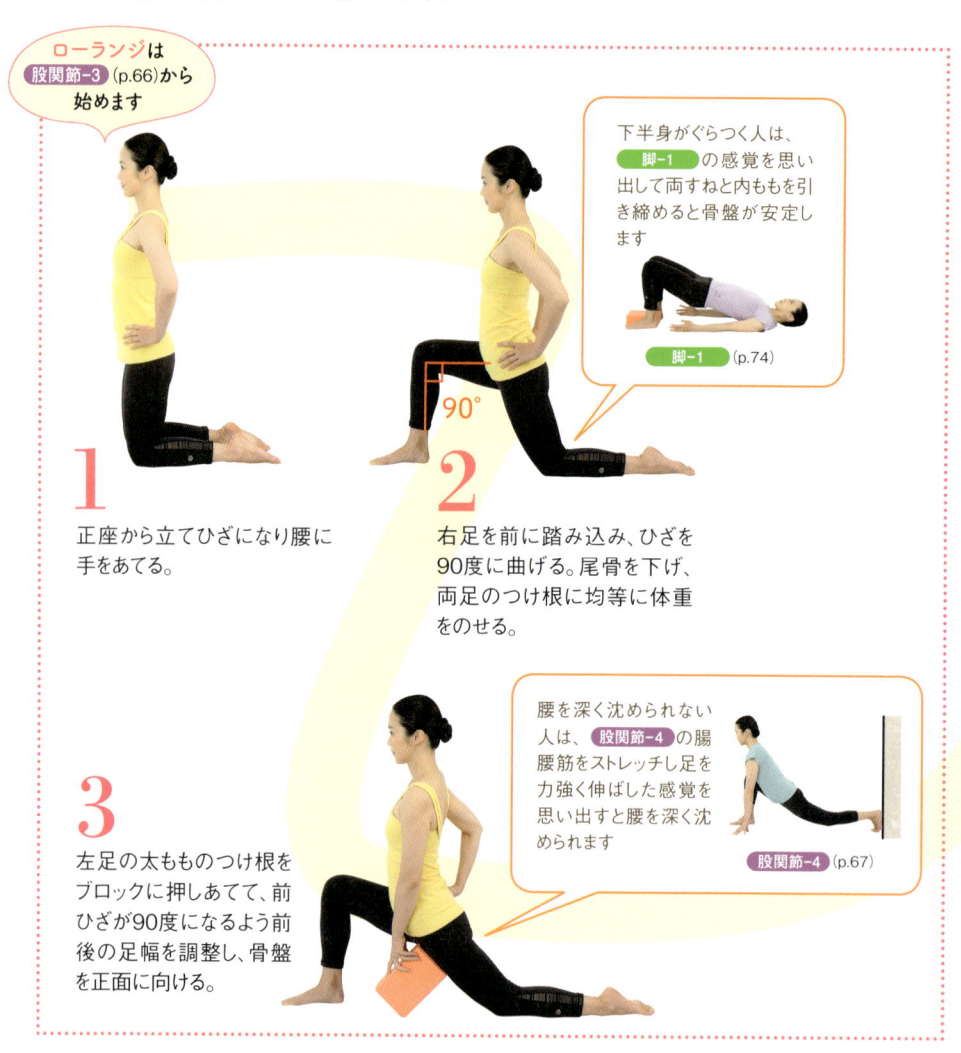

ローランジは
股関節-3 (p.66)から
始めます

1 正座から立てひざになり腰に手をあてる。

2 右足を前に踏み込み、ひざを90度に曲げる。尾骨を下げ、両足のつけ根に均等に体重をのせる。

90°

下半身がぐらつく人は、脚-1 の感覚を思い出して両すねと内ももを引き締めると骨盤が安定します

脚-1 (p.74)

3 左足の太もものつけ根をブロックに押しあてて、前ひざが90度になるよう前後の足幅を調整し、骨盤を正面に向ける。

腰を深く沈められない人は、股関節-4 の腸腰筋をストレッチし足を力強く伸ばした感覚を思い出すと腰を深く沈められます

股関節-4 (p.67)

4 | 吐く

ブロックをはずし、太ももの前側をブロックに押しつける感覚を保ったまま、息を吐きながら、上体を前に倒し、肩の真下に指先をつける。左足をつま先立ちにしてひざを浮かせ、後方に押し出すと同時に、上半身を前に伸ばす。足を入れ替えて1～4を同様に行なう。

＊背中が丸くなってしまう場合は、両手の下にブロックを置くとよい。

腰から太ももにかけて
天井から糸で
引っぱられている意識をもつ

引いた足を後方に
押し出すと同時に、
頭頂部を前方に
伸ばす

股関節に違和感のある人は、股関節-2 の感覚でベルトがかかった右そけい部が左足を押し出すことで後方に引っぱられるのをイメージします。骨盤と大腿骨の間に隙間ができ、つまりを解消します

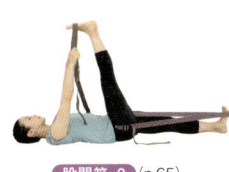

股関節-2 (p.65)

NGポーズ

左足の股関節や骨盤が後方に流れて左右の骨盤が前後にずれると、骨盤や背骨の歪みの原因になります。

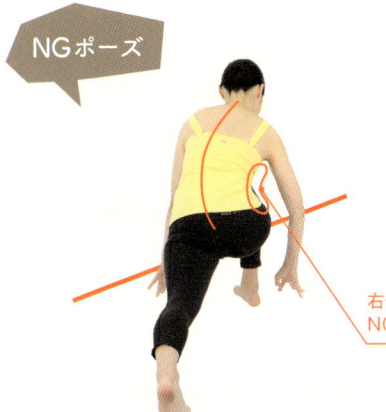

右体側が縮むのは
NG

//// 効きどころ

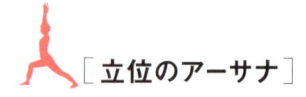

英雄のポーズⅠ

【ヴィーラバドラ・アーサナⅠ ／ Virabhadrasana Ⅰ】
＊ Virabhadra は「シヴァ（荒々しい戦士の名前）の化身」の意味

ヨガ発祥の地、インドで信仰されているヒンドゥーの神、ヴィーラバドラをたたえる英雄のポーズのひとつ。骨盤を正面に向けて下半身を安定させることで、お尻や太ももを引き締める効果が期待できます。

＼ **英雄のポーズⅠ** の前に行ないたい ／
ほぐしエクササイズ

股関節-2 (p.65)		足首-1 (p.72)	
股関節-3 (p.66)		脚-1 (p.74)	
股関節-4 (p.67)		体幹-4 (p.85)	

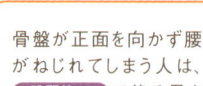

骨盤が正面を向かず腰がねじれてしまう人は、 股関節-3 で後ろ足をブロックに押し当てる動きを思い出して骨盤を正面に向けるようにします

股関節-3 (p.66)

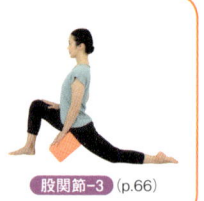

1 吐く ▶ 吸う

息を吐きながら、右足を前にして両足を前後に開いて立ち、右のつま先は正面に、左のつま先は正面よりやや外側に向けかかとを床につける。腰に手をあてて、息を吸う。

骨盤は正面に向ける

下腹部に力が入らない人は、 体幹-4 を思い出し、腹横筋を意識しながら上体を支えるとよいでしょう

体幹-4 (p.85)

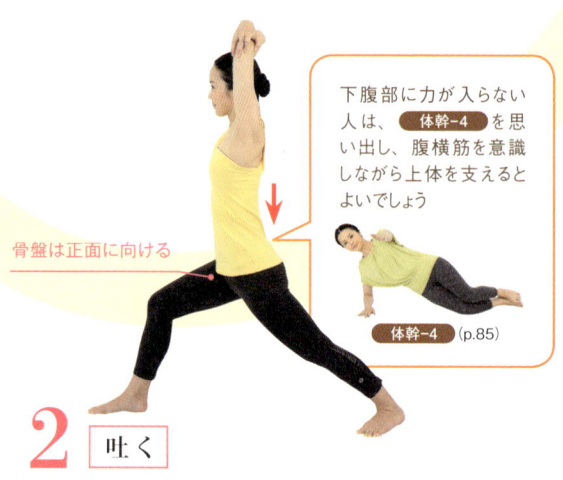

2 吐く

頭の上で、互いのひじを持ち、下腹部を引き締めて縦に伸ばす。息を吐きながら、右ひざを右のかかとの真上にくるまで曲げて、腰を沈める。左のかかとを後ろにつき出して、下半身を安定させる。

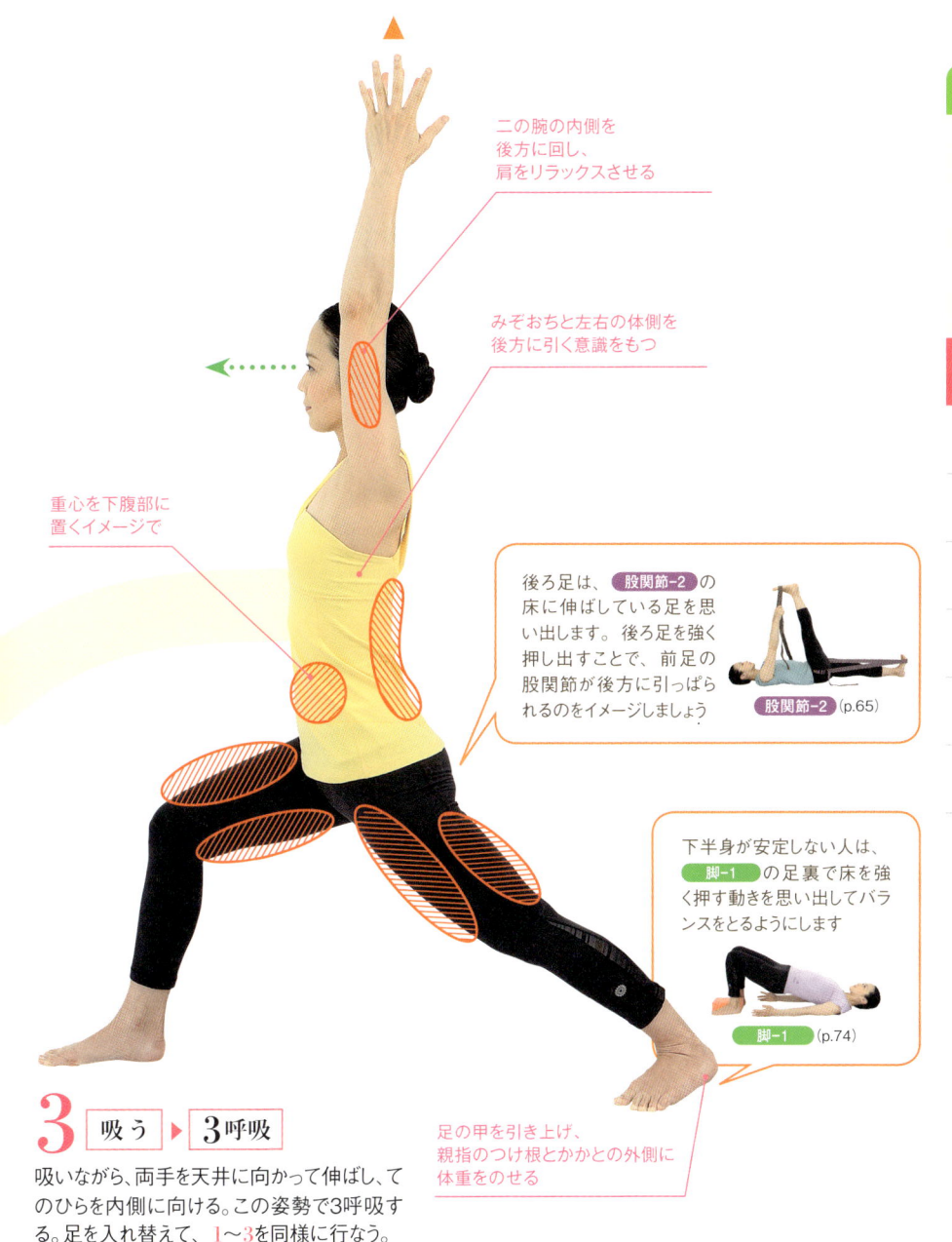

二の腕の内側を
後方に回し、
肩をリラックスさせる

みぞおちと左右の体側を
後方に引く意識をもつ

重心を下腹部に
置くイメージで

後ろ足は、股関節-2 の
床に伸ばしている足を思
い出します。後ろ足を強く
押し出すことで、前足の
股関節が後方に引っぱら
れるのをイメージしましょう
股関節-2 (p.65)

下半身が安定しない人は、
脚-1 の足裏で床を強
く押す動きを思い出してバラ
ンスをとるようにします
脚-1 (p.74)

3 吸う ▶ 3呼吸

吸いながら、両手を天井に向かって伸ばし、て
のひらを内側に向ける。この姿勢で3呼吸す
る。足を入れ替えて、1〜3を同様に行なう。

足の甲を引き上げ、
親指のつけ根とかかとの外側に
体重をのせる

効きどころ

英雄のポーズ II

【ヴィーラバドラ・アーサナ II ／ Virabhadrasana II】

＊ Virabhadra は「シヴァ（荒々しい戦士の名前）の化身」の意味

3種類ある英雄のポーズのひとつで、なかでも英雄のポーズ II は人気の高いポーズです。下半身を安定させて全身をくまなく伸ばすため、全身の血流を促したり、ストレスを軽減したりする効果が期待できます。

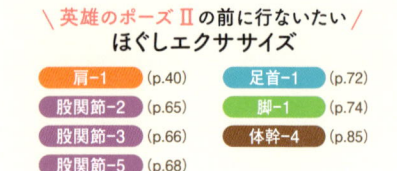

\ 英雄のポーズ II の前に行ないたい /
ほぐしエクササイズ

肩-1 (p.40)	足首-1 (p.72)
股関節-2 (p.65)	脚-1 (p.74)
股関節-3 (p.66)	体幹-4 (p.85)
股関節-5 (p.68)	

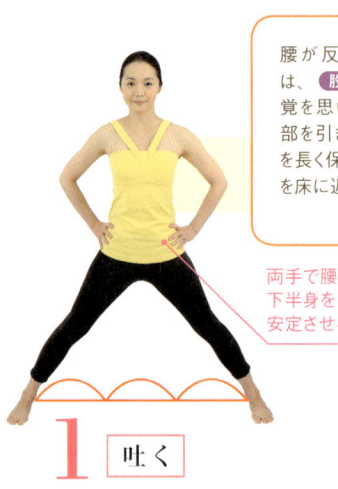

腰が反ってしまう人は、 股関節-5 の感覚を思い出して下腹部を引き上げ、体側を長く保ちながら尾骨を床に近づけます

股関節-5 (p.68)

両手で腰骨を支え、下半身を安定させる

1 吐く

足を腰幅の約3倍に開いて立つ。手は腰にあてて、息を吐く。

2 吸う

息を吸いながら右のつま先を外側に向け、左のつま先は60度内側に向ける。頭上で互いのひじを持ち、背中側の肋骨を引き上げ、みぞおちをゆるめ、後ろ足の内ももを後方にひく。

60°

3 吐く

両手を下ろし手の甲を腰の後ろに押しあてる。息を吐きながら、右ひざを曲げて腰を落とす。

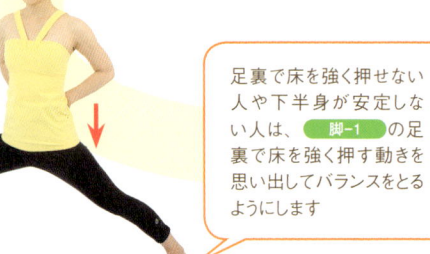

足裏で床を強く押せない人や下半身が安定しない人は、 脚-1 の足裏で床を強く押す動きを思い出してバランスをとるようにします

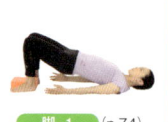

脚-1 (p.74)

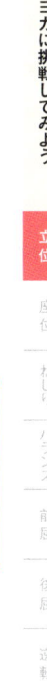

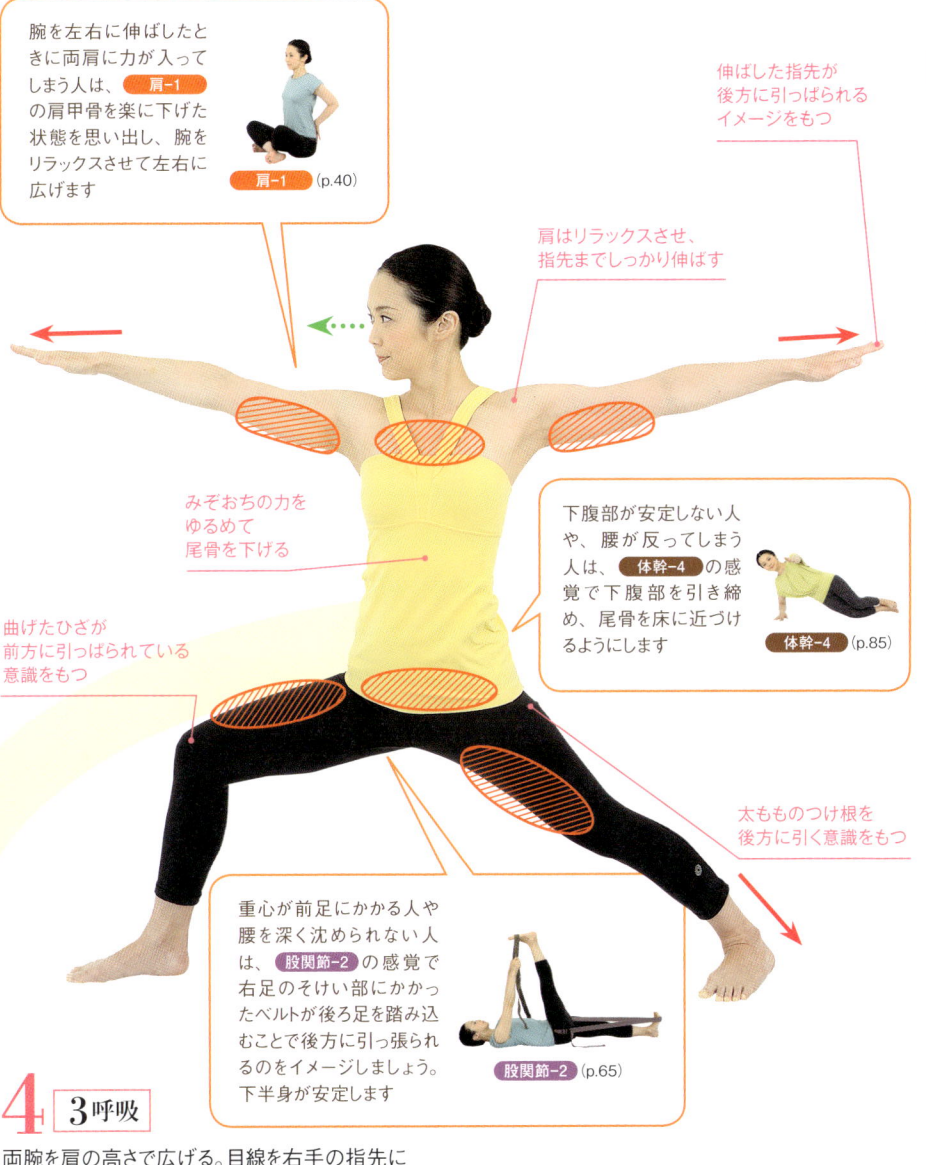

腕を左右に伸ばしたときに両肩に力が入ってしまう人は、**肩-1** の肩甲骨を楽に下げた状態を思い出し、腕をリラックスさせて左右に広げます
肩-1 (p.40)

伸ばした指先が後方に引っぱられるイメージをもつ

肩はリラックスさせ、指先までしっかり伸ばす

みぞおちの力をゆるめて尾骨を下げる

下腹部が安定しない人や、腰が反ってしまう人は、**体幹-4** の感覚で下腹部を引き締め、尾骨を床に近づけるようにします
体幹-4 (p.85)

曲げたひざが前方に引っぱられている意識をもつ

太もものつけ根を後方に引く意識をもつ

重心が前足にかかる人や腰を深く沈められない人は、**股関節-2** の感覚で右足のそけい部にかかったベルトが後ろ足を踏み込むことで後方に引っ張られるのをイメージしましょう。下半身が安定します
股関節-2 (p.65)

4 [3呼吸]

両腕を肩の高さで広げる。目線を右手の指先に向け、3呼吸する。足を入れ替えて1〜4を同様に行なう。

////// 効きどころ

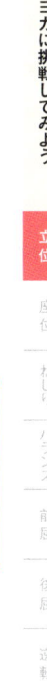

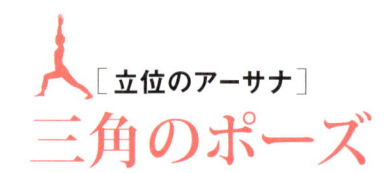

［立位のアーサナ］
三角のポーズ

【ウッティタ・トリコーナ・アーサナ／ Utthita Trikonasana】
* Utthita は「伸ばした」、Trikona は「三角」の意味

手足を伸ばして全身で三角形を描くポーズです。腰まわりをしっかり伸ばすことで、腰痛の緩和や疲労回復、ウエストの引き締め効果を得られます。また、胸を開くことで深い呼吸ができるようになるため、眠気や倦怠感の解消を助けます。

╲ 三角のポーズ の前に行ないたい ╱
ほぐしエクササイズ

股関節-2 (p.65)		足首-1 (p.72)	
股関節-3 (p.66)		脚-1 (p.74)	
股関節-7 (p.70)		体幹-4 (p.85)	

前足に負担がかかってつらい人は、1で 股関節-7 の3、4を思い出して、右太ももの前側と後ろ側の筋肉を引き締めます。次に2で 股関節-7 の3を思い出して右太ももの前側をより強く引き締めていくことでひざを伸ばします。これにより、後ろ足にも体重が分散されます
股関節-7 (p.70)

下腹部に力が入らない人は、体幹-4 の動きを思い出し、腹横筋を意識しながら下腹部を引き締めるとよいでしょう
体幹-4 (p.85)

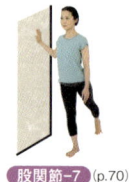
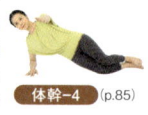

1 吸う ▶ 吐く

60°

息を吸いながら、足を腰幅の約2.5倍に開いて立ち、右のつま先は外に左のつま先は60度内側に向け、吐く息で腰を沈める。目線と骨盤は自然に、左のつま先と同じ方向へ。

2 吸う ▶ 吐く

息を吸いながら、右足の親指のつけ根で床を押しながらゆっくりとひざを伸ばし、一息吐く。

3 吸う ▶ 吐く

息を吸いながら、頭上で互いのひじを持つ。右足の股関節を左よりも少し下げ、一息吐く。

4 吸う

後ろ足のかかとで床を押しながら息を吸い、右腕を真横に伸ばして上体を右に傾ける。
* 体幹-4 (p.85)の感覚を思い出すとよい。

右下の体側をしっかり伸ばすとポーズがとりやすい

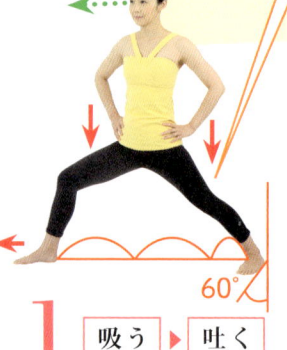

前後のかかと同士を寄せ合うようにして下半身を安定させる

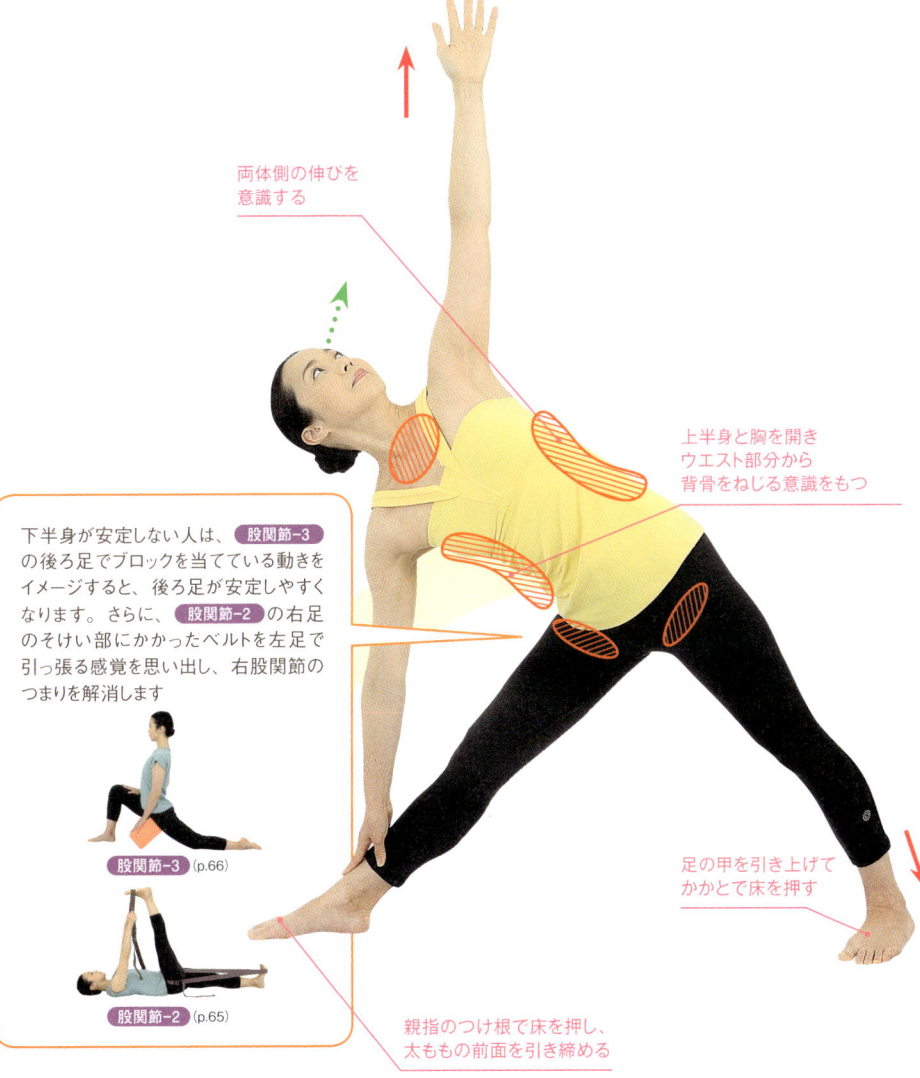

両体側の伸びを
意識する

上半身と胸を開き
ウエスト部分から
背骨をねじる意識をもつ

下半身が安定しない人は、 股関節-3 の後ろ足でブロックを当てている動きをイメージすると、後ろ足が安定しやすくなります。さらに、 股関節-2 の右足のそけい部にかかったベルトを左足で引っ張る感覚を思い出し、右股関節のつまりを解消します

股関節-3 (p.66)

股関節-2 (p.65)

足の甲を引き上げて
かかとで床を押す

親指のつけ根で床を押し、
太ももの前面を引き締める

5 吐く ▶ 吸う ▶ **3呼吸**

息を吐きながら上体を倒し、右手を右足首、またはすねに添える。右手の位置は、気持ちよく呼吸できるところを選ぶ。息を吸いながら左手を天井に向かって真っすぐ伸ばし、目線は天井に向ける。この姿勢で3呼吸する。足を入れ替えて1〜5を同様に行なう。

効きどころ

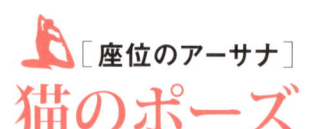

猫のポーズ

【ビダーラ・アーサナ／ Bidalasana】
＊ Bidala は「猫」の意味

猫のように背中を丸めたり、反ったりする
ポーズです。呼吸に合わせてからだを動か
すことで、集中力やからだの動きを意識する
力が高まります。股関節の柔軟性を高めたり、
背骨や骨盤の歪みを整えたりするほか、冷え
を緩和する働きもあります。

＼ **猫のポーズ**の前に行ないたい ／
ほぐしエクササイズ

肩-4	(p.44)		全身-2	(p.87)
背骨-1	(p.56)			
背骨-2	(p.58)			

猫のポーズは
全身-2 (p.87)**から**
始めます

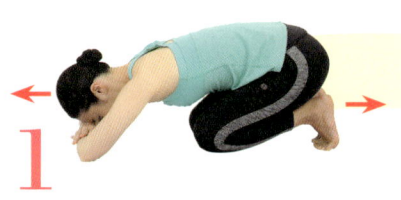

1

正座から、上体を倒し、両手は顔の下で
交差させる。つま先を立て、足の親指の
つけ根に力を入れ後方に押し出す動き
と戻す動きをくり返して、からだの前側と
後ろ側の交互の伸びを感じる。

2

上体を起こし、親指のつけ根を押し出
す動きとかかとをつき出す動きをくり返
し、からだの前側と後ろ側を交互に引き
上げ、背骨を伸ばす。

3 吐く ▶ 吸う

肩の真下に手を、股関節の真
下にひざをつけ、四つんばいに
なる。つま先は立てる。目線は
床に向け、息を吐く。息を吸い
ながら背中を軽く反らし、頭と
尾骨をもち上げる。

背中の動きがぎこち
ない人は、**背骨-1**
背骨-2 の背中ま
わりの筋肉をほぐし、
柔軟性を高めた感覚
を思い出しましょう

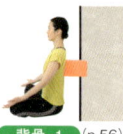

| 背骨-1 | (p.56) | | 背骨-2 | (p.58) |

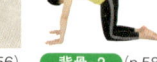

親指のつけ根を
後方につき出すことで
からだの前側のラインが
引き上がっていくのを
意識する

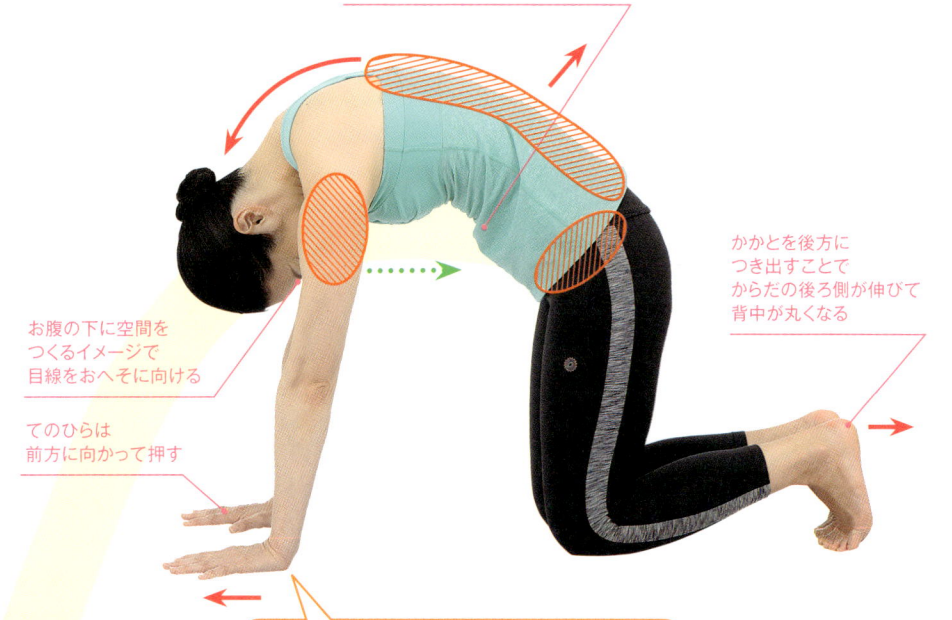

おへそを天井に向けて
引き上げるようにして背中を丸くする。
尾骨は下げる

かかとを後方に
つき出すことで
からだの後ろ側が伸びて
背中が丸くなる

お腹の下に空間を
つくるイメージで
目線をおへそに向ける

てのひらは
前方に向かって押す

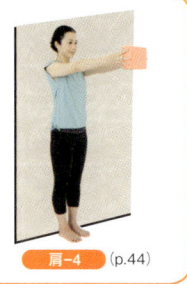

手首に体重がかかりす
ぎる人は、 肩-4 で
肩甲骨周辺をほぐし、
肩を後方に引くようにし
てポーズをとると、手首
の負担を軽減できます

肩-4 （p.44）

4 吐く

息を吐きながら両手で床を押し、背中を丸め
てお腹をへこませる。かかとを後方につき出
すようにし、目線はおへそに向けて。3〜4を
呼吸に合わせて3回くり返してからだの前側
と後ろ側の伸びを交互に意識する。

効きどころ

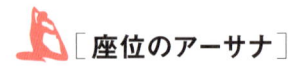

牛の顔のポーズ

【ゴームカ・アーサナ／ Gomukhasana】
＊ Go は「牛」、mukha は「顔」の意味

股関節と肩甲骨の柔軟性を求められるポーズのため、難易度はやや高めですが、得られる効果や心地よさから人気の高いポーズのひとつです。深い呼吸をくり返しながらポーズをキープすることで、肩甲骨や股関節の柔軟性を高め、肩まわりの歪みを解消します。

\ 牛の顔のポーズの前に行ないたい /
ほぐしエクササイズ

肩-5	(p.45)	背骨-3	(p.59)
肩-8	(p.48)	股関節-1	(p.64)
肩-10	(p.50)	股関節-6	(p.69)
肩-13	(p.53)		

牛の顔のポーズは
背骨-3 (p.59)から
始めます

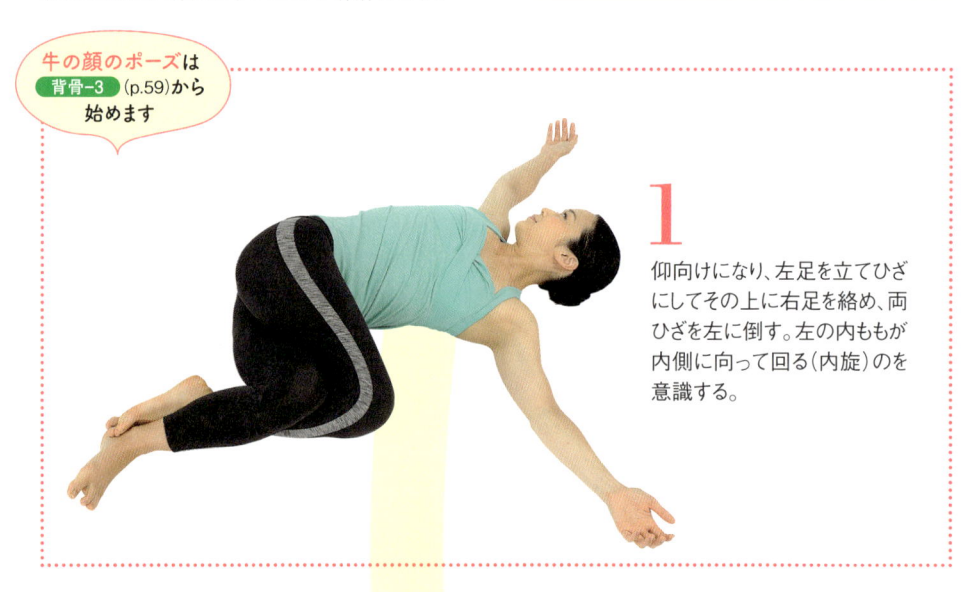

1

仰向けになり、左足を立てひざにしてその上に右足を絡め、両ひざを左に倒す。左の内ももが内側に向って回る（内旋）のを意識する。

2 ［自然に呼吸］

1から両ひざを中央に戻して足をクロスさせたまま上体を起こし、坐骨を安定させて座る。

＊股関節やひざに負担がかかる場合は、お尻の下にブロックやブランケットを敷く。

足の親指のつけ根を押し出して坐骨を安定させる

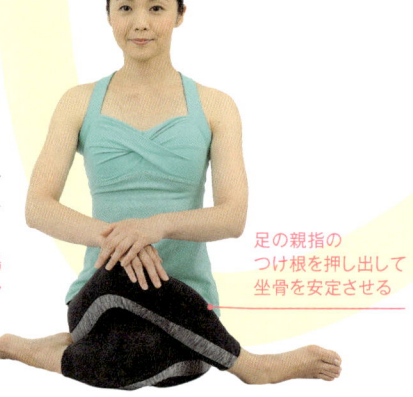

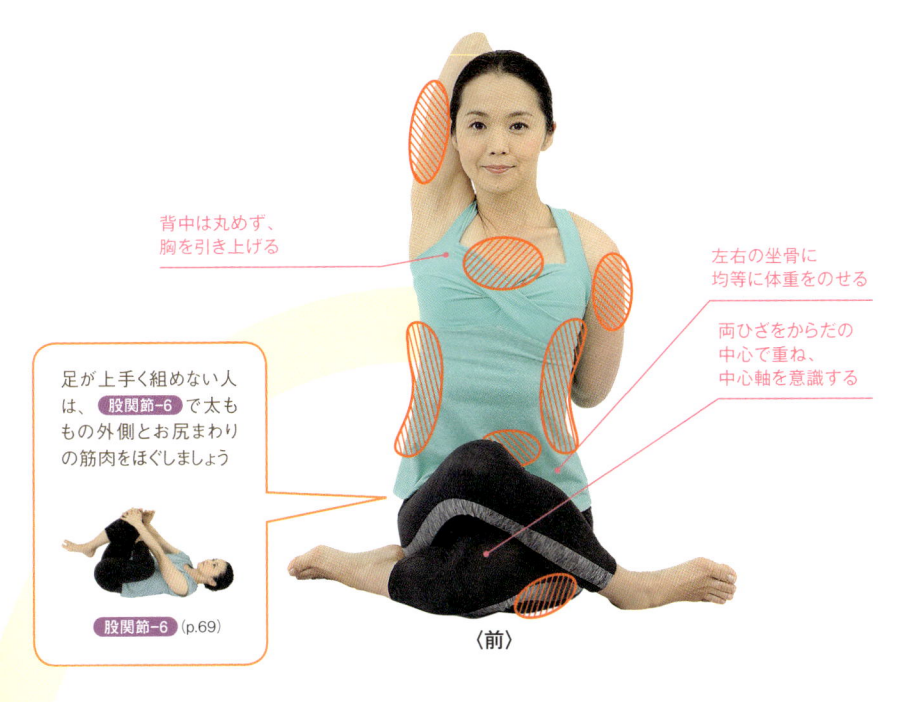

背中は丸めず、
胸を引き上げる

左右の坐骨に
均等に体重をのせる

両ひざをからだの
中心で重ね、
中心軸を意識する

足が上手く組めない人
は、股関節-6 で太も
もの外側とお尻まわり
の筋肉をほぐしましょう

股関節-6 (p.69)

〈前〉

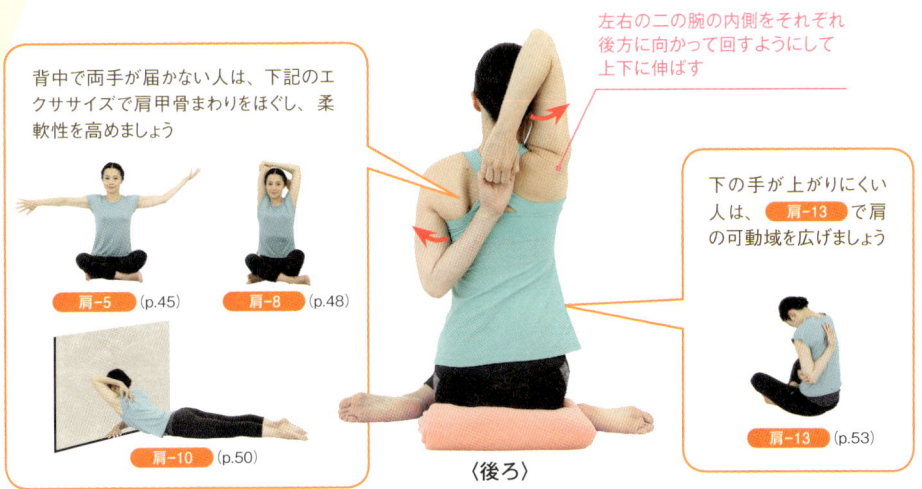

左右の二の腕の内側をそれぞれ
後方に向かって回すようにして
上下に伸ばす

背中で両手が届かない人は、下記のエ
クササイズで肩甲骨まわりをほぐし、柔
軟性を高めましょう

肩-5 (p.45)　　肩-8 (p.48)

肩-10 (p.50)

下の手が上がりにくい
人は、肩-13 で肩
の可動域を広げましょう

肩-13 (p.53)

〈後ろ〉

3 吸う ▶ **3呼吸**

息を吸いながら右手を天井に向かって伸ばし、ひじを曲げる。左手で右
ひじを軽く押し、二の腕を伸ばす。息を吐きながら左手を下からまわして
右手と組み、3呼吸する。足と手を入れ替えて1〜3を同様に行なう。

＊両手が組めない人は、ベルトやタオルを左右の手でつかみ、上下に引っぱり合う。

効きどころ

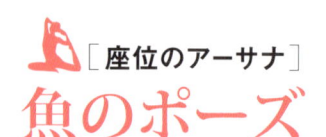

魚のポーズ

【マツヤ・アーサナ／ Matsyasana】
＊ Matsya は「魚」の意味

ヒンドゥーのヴィシュヌ神の化身とされる、マツヤ（魚）をたたえるポーズとされています。胸を大きく開いて後屈するため、バストアップや呼吸器系を活性化させる効果があります。肩甲骨まわりをほぐすほか、肩こりの緩和や猫背の改善、姿勢を正す効果も。

＼ **魚のポーズ**の前に行ないたい ／
ほぐしエクササイズ

肩-2	(p.42)	背骨-4	(p.60)
肩-7	(p.47)	体幹-1	(p.80)
肩-14	(p.54)	体幹-4	(p.85)

魚のポーズは
背骨-4 (p.60) から
始めます

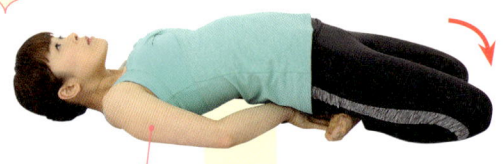

1

左右の足首をクロスさせて座った状態から仰向けになり、足の親指をつかむ。両ひざを床に下ろし、胸を開いて背中を床から浮かせ弓なりになる。

上腕は外側に（外旋）、
ひじから下は、
内側に向けて回すようにして、
床に押しつけることで、
胸が高くつり上がる。
また、肩甲骨を下げて寄せる

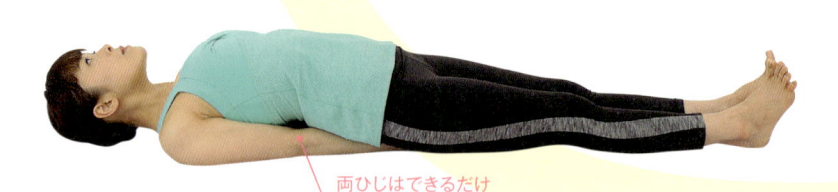

両ひじはできるだけ
寄せ合う

2 自然に呼吸

両足をそろえて伸ばし、てのひらを下向きにしお尻の下でそろえ、脇を締める。

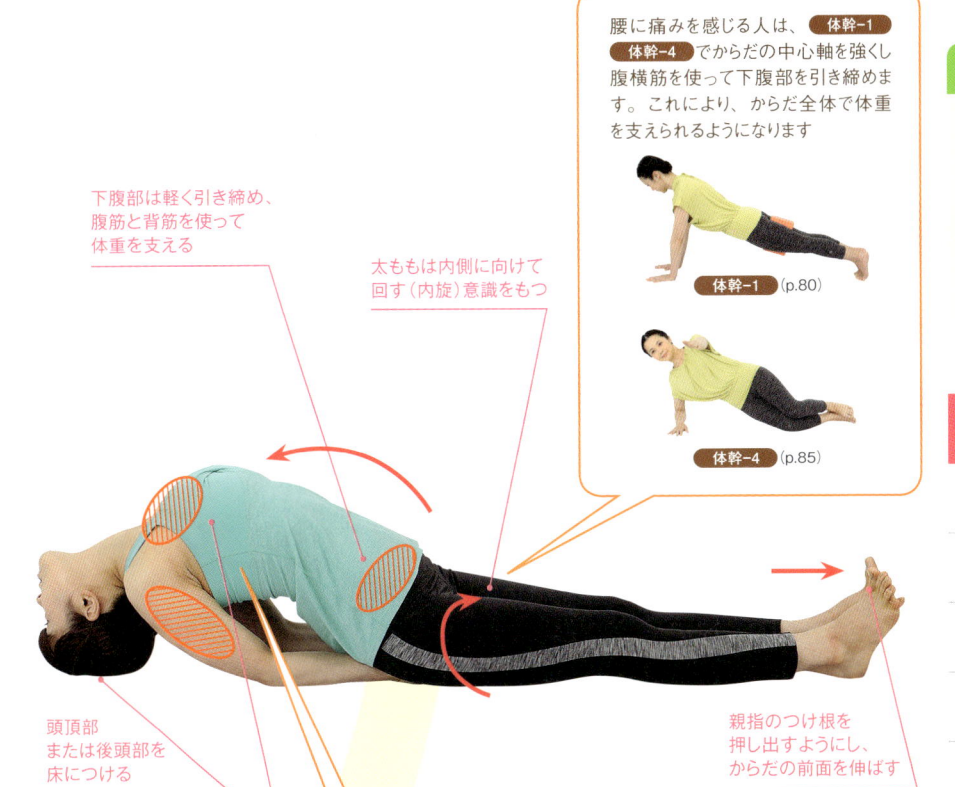

腰に痛みを感じる人は、体幹-1体幹-4でからだの中心軸を強くし腹横筋を使って下腹部を引き締めます。これにより、からだ全体で体重を支えられるようになります

体幹-1 (p.80)

体幹-4 (p.85)

下腹部は軽く引き締め、腹筋と背筋を使って体重を支える

太ももは内側に向けて回す（内旋）意識をもつ

親指のつけ根を押し出すようにし、からだの前面を伸ばす

頭頂部または後頭部を床につける

脇を締めて、胸を天井に向かって引き上げる

3 吸う ▶ 3呼吸

息を吸いながら胸を開き、ひじからてのひらで床を押して背中を反らせる。首の前側を伸ばして後頭部からゆっくりと頭頂部を床につけ、3呼吸する。

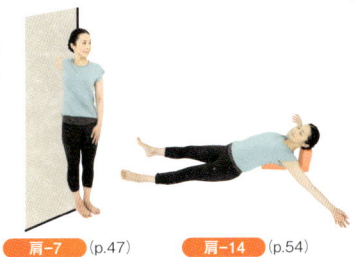

胸を反るのがつらい人は、肩-7肩-14で肩甲骨から肩全体をストレッチして胸を広げましょう

肩-7 (p.47) 肩-14 (p.54)

効きどころ

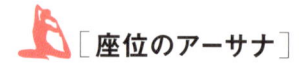

伏せたハトのポーズ

【エーカ・パーダ・ラージャ・カポタ・アーサナ／ Ekap.ada Rajakap.otasana】

＊ Eka は「一本」、p.ada は「脚」、Raja は「王」、
　kap.ota は「鳩」の意味

緊張しやすいお尻や太ももの外側の筋肉を
ほぐすポーズです。代謝を高め、老廃物の
除去を促し、坐骨神経痛の軽減にも効果的
です。立位系のポーズが続いたあとに行な
い、下半身をリラックスさせましょう。

＼ 伏せたハトのポーズ の前に行ないたい／ ほぐしエクササイズ

股関節-3 (p.66)	脚-2 (p.75)
股関節-4 (p.67)	
股関節-5 (p.68)	
股関節-6 (p.69)	

伏せたハトのポーズ は
股関節-4 (p.67)から
始めます

1

壁を背にして両手を肩幅
に開き床につけ、右足を手
の間に、左足を後ろに引き
ひざをつく。つま先を立て
て、足裏で壁をける。

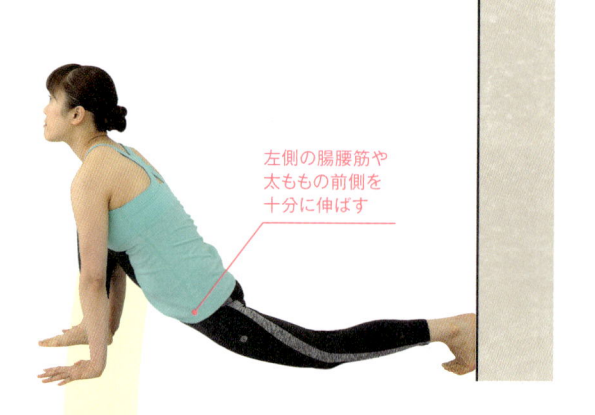

左側の腸腰筋や
太ももの前側を
十分に伸ばす

2 ┃ 吐く

右足を左手の方に移動させ、
右足裏をできるだけ床から離さ
ないようなイメージでゆっくりと
右ひざを外側に倒す。

＊ ボルスターを置いて補助すると
　右すねと床の平行が保たれ、効
　果的にストレッチできる。

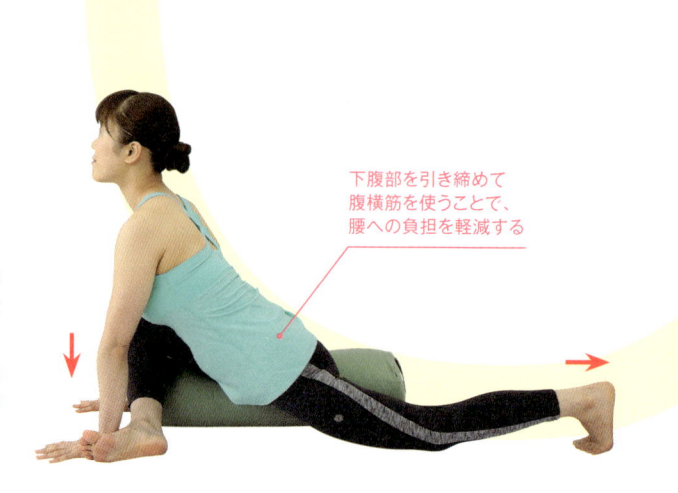

下腹部を引き締めて
腹横筋を使うことで、
腰への負担を軽減する

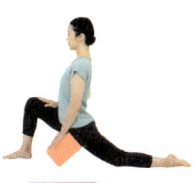

骨盤が安定せず腰がねじれてしまう人は、股関節-3 の動きを思い出し、左の骨盤を正面に向ける。このとき、外もも側を床に近づける意識をもつ

股関節-3（p.66）

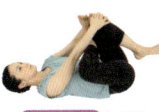

ポーズの効果を感じられない人は、股関節-6 の左足を胸に抱えている感覚を思い出しましょう。骨盤が安定し、右のお尻と太もものストレッチを感じることができます

股関節-6（p.69）

骨盤は床と平行に保つ

内もも側を天井に近づけるイメージ

3 吸う ▶ 3呼吸

左太ももは内側に向けて回し（内旋）、足の甲を床につける。肩甲骨を下げ、からだの前側を長く保ち、ゆっくりと上体を前に倒す。腕を前に伸ばし、顔をくつろがせリラックスして深呼吸をくり返す。

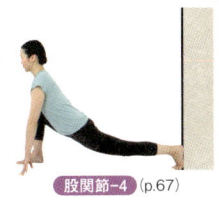

上体が倒しにくい人は、股関節-4 で後ろ足の太もも、股関節をほぐしましょう。上体も前に倒しやすくなります

股関節-4（p.67）

NGポーズ

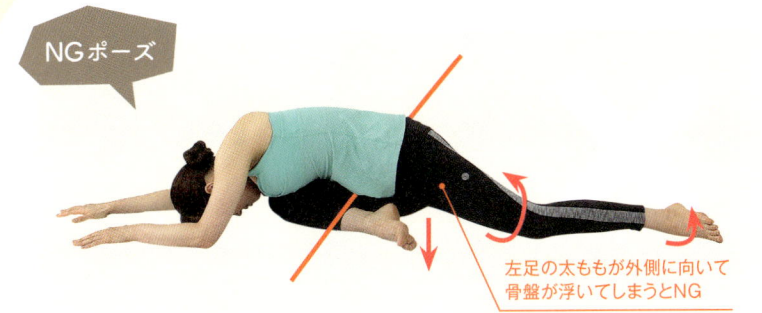

左足の太ももが外側に向いて骨盤が浮いてしまうとNG

前足側の骨盤が前方に流れ、後ろ足が外側に向いていると骨盤や背骨の歪みを助長してしまいます。

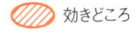 効きどころ

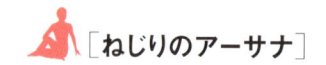

［ねじりのアーサナ］
ねじりのポーズ

【アルダ・マッツェンドラ・アーサナ／ Ardha Matsyendrasana】
＊ Ardha は「半分」、Matsyendra は「偉大なヨギーの名前（魚の王様という意）」の意味

骨盤と坐骨を安定させてねじり、深い呼吸をくり返すことで、内臓が活性化されて消化・吸収機能が高まります。からだの内側と外側がほぐれていく心地よさを感じながら行ないましょう。便秘や腰痛の緩和、ウエストの引き締め、集中力を高める効果が期待できます。

\ **ねじりのポーズ**の前に行ないたい /
ほぐしエクササイズ

| 背骨-3 (p.59) | 脚-1 (p.74) |
| 背骨-5 (p.62) | 脚-2 (p.75) |

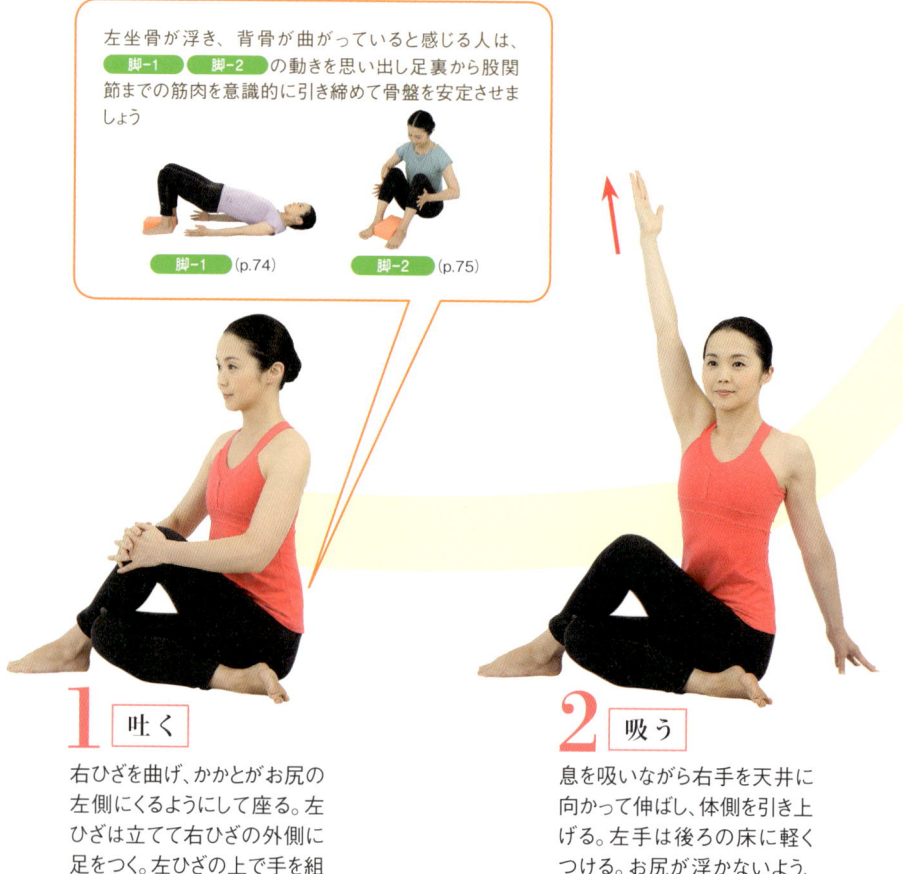

左坐骨が浮き、背骨が曲がっていると感じる人は、 脚-1 脚-2 の動きを思い出し足裏から股関節までの筋肉を意識的に引き締めて骨盤を安定させましょう

脚-1 (p.74)　　脚-2 (p.75)

1 吐く

右ひざを曲げ、かかとがお尻の左側にくるようにして座る。左ひざは立てて右ひざの外側に足をつく。左ひざの上で手を組み、ひと息吐く。

＊坐骨が安定しない場合は、ブランケットの上に座る。

2 吸う

息を吸いながら右手を天井に向かって伸ばし、体側を引き上げる。左手は後ろの床に軽くつける。お尻が浮かないよう、左右の坐骨をしっかり床につける。

からだをうまくねじれない人は、背骨-3 のねじりを思い出し、右太ももは内側に向って回し（内旋）、左足はひざと右ひじで押し合いながら、左ひざを強く長く伸ばすイメージでねじりを深めます

背骨-3 （p.59）

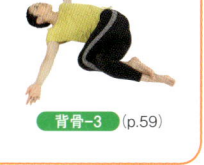

両肩は床と平行に保つ

やわらかい呼吸を意識しながら胸を左右に広げる

ひじでひざを押しながら背骨を根元からねじるイメージで

内ももを床に近づける意識をもって坐骨を安定させる

〈横〉

3 吐く ▶ 3呼吸

息を吐きながら右ひじを左ひざの外側にかけ、手を太ももに添える。吸う息で背骨を伸ばし直し、吐く息でねじりを深めて3呼吸する。足を入れ替えて1〜3を同様に行なう。

NGポーズ

左のお尻が浮いてしまうとNG

ねじる方向側の坐骨が浮き気味になると上体を正しくねじれません。また、骨盤や背骨の歪みにつながることも。

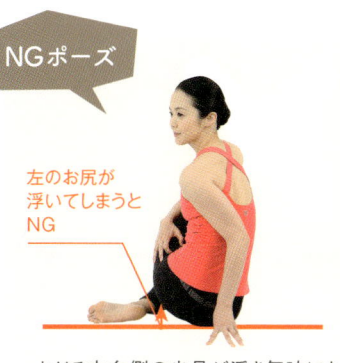

肩から先行してねじってしまう人は、背骨-5 の動きを思い出します。右の仙骨から左肩に向かってねじりを深めていくイメージで行ないましょう

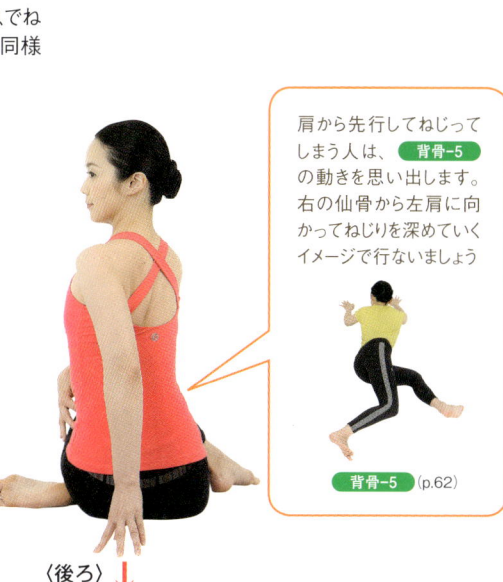

背骨-5 （p.62）

〈後ろ〉

効きどころ

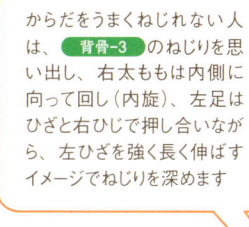

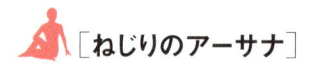

足に顔をつけるポーズのバリエーション

【パリヴリッタ・ジャーヌ・シルシャ・アーサナ／ Parivrtta Janu Sirsasana】

* Parivrtta は「ねじった」または「回転した」、Janu は「ひざ」、Sirsa は「頭」の意味

前屈のアーサナに心地よいねじりを加えたバリエーションポーズで、片足の前屈です。骨盤を安定させ、体側を引き上げながらからだを真横に倒していくことで呼吸が格段に深まります。腰まわりの血行が促進され、婦人科系の不調の緩和が期待できます。

\ 足に顔をつけるポーズのバリエーション の前に行ないたい /

ほぐしエクササイズ

肩-6	(p.46)	脚-1	(p.74)
背骨-5	(p.62)	脚-2	(p.75)
股関節-1	(p.64)		

足に顔をつけるポーズのバリエーションは 背骨-5 (p.62)から始めます

下腹部からしっかりねじる

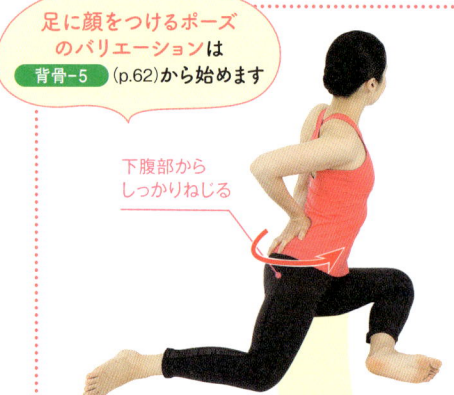

1

足幅は腰よりもやや広めにひざを軽く曲げて床に座り、両ひざを左側へ倒す。右ひざを床に押しつけ、背骨の下から上半身を左側にねじる。このとき、右の仙骨辺りからねじることと右太ももを内側に向って回す（内旋）ことを意識する。

伸ばした足の指を天井に向け、太ももを内側に（内旋）、ひざから下は外側に向って回す意識をもつ

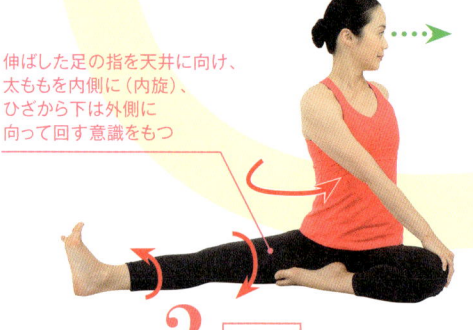

2 吐く

1から上体を正面に戻し、右足は横に伸ばし、左足のかかとは恥骨に近づける。左手は腰の後ろで床を支え、1でねじった要領で息を吐きながら、右の仙骨辺りから上体を左にねじっていく。

3 　吸う ▶ 吐く ▶ 3呼吸

息を吸いながら左手を天井に向かって伸ばして体側を引き上げ、吐きながら上体を右に倒していく。さらに息を吸って吐きながら、上体をさらに右に倒す。目線は天井に向け、3呼吸する。足を入れ替えて1〜3を同様に行なう。

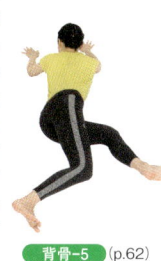

体側がスムーズに伸ばせない人は、 背骨-5 の体側の伸びを思い出しましょう。右側に上体をゆっくり倒していくとき、右の仙骨辺りから左肩に向かってねじりを深めていく意識をもちます。さらに右の仙骨を前方に押し出すようにして胸を開き、左の体側の引き上げにつながるのを感じます

背骨-5 (p.62)

吸う息で肋骨を天井に引き上げ、吐く息で側屈を深める

ひじで足を押さえてからだのバランスをとる

坐骨を安定させて体側を引き上げる

かかとと坐骨で床を押し、ひざは軽く引き上げるイメージをもつ

ひじとひざの内側で押し合い、体側を伸ばして胸を開く

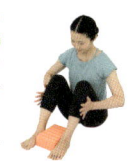

ひざを曲げた方の坐骨が床から離れてしまう人は、 脚-2 の感覚を思い出しながら、両すねを引き締めます。また、伸ばした足は太ももを内側（内旋）、ひざから下を外側に向って回すと、より坐骨が安定します

脚-2 (p.75)

これもOK!

足の指がつかめない場合は、右足の指のつけ根にベルトを引っかけ、右ひじの下にブロックを置いて、右手でベルトを引っぱります。頭は左手で支えてサポートするとよいでしょう。

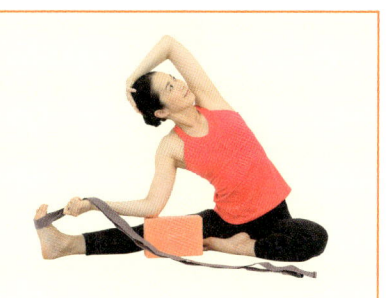

◯ 効きどころ

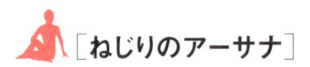

腰かけねじりのポーズ

【パリヴリッタ・ウットゥカータ・アーサナ／
Parivrtta Utkatasana】

＊ Parivrtta は「反転した」または「ねじった」、
Utkata は「力強い」の意味

椅子に腰かけるイメージで腰を落とし、上半身をねじるポーズです。お腹と足が鍛えられるほか、ウエストやヒップのシェイプアップ効果もあります。太ももやお腹の引き締め、内臓の働きを高めるといった働きも。ポーズを終えたあとは爽快な気分が味わえます。

\ **腰かけねじりのポーズ** の前に行ないたい /
ほぐしエクササイズ

背骨-5	(p.62)	体幹-1	(p.80)
脚-1	(p.74)	体幹-2	(p.82)
脚-2	(p.75)	体幹-4	(p.85)
脚-3	(p.76)		

両腕を伸ばして
体側を引き上げる

90°

1 吸う ▶ 吐く

足をそろえて立ち、息を吸いながら腕を前方に伸ばす。息を吐きながらひざを90度に曲げて腰を落とし、両腕を天井に向かって伸ばす。

からだを上手くねじれない人は、 背骨-5 で背骨を根元からねじり、ほぐしましょう

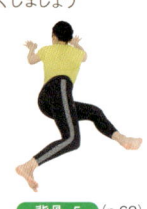

背骨-5 (p.62)

右ひざが左より前に出て骨盤の平行が保てない人は、 脚-1 脚-2 の動きで足裏から両すねを引き締めると、骨盤が安定します

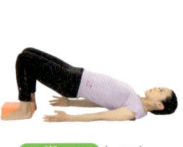

脚-1 (p.74)　　脚-2 (p.75)

右脇の下を
引き上げ
体側を長く保つ

2 吸う

息を吸いながら上半身を左にねじり、右ひじを左ひざの外側にかける。左手は左の太ももに添え、肩を後ろに引いて胸を開く。

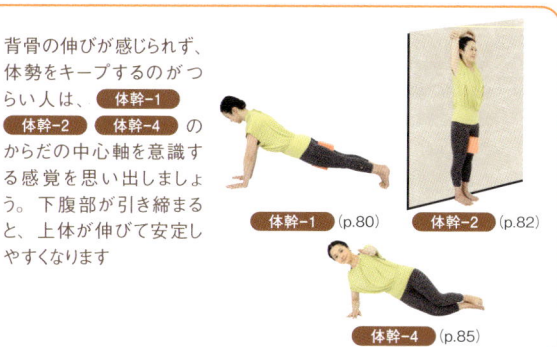

背骨の伸びが感じられず、体勢をキープするのがつらい人は、**体幹-1** **体幹-2** **体幹-4** のからだの中心軸を意識する感覚を思い出しましょう。下腹部が引き締まると、上体が伸びて安定しやすくなります

体幹-1 (p.80)　**体幹-2** (p.82)

体幹-4 (p.85)

下腹部から
ねじりを深める

合掌した両手を
胸の中心に近づける

坐骨をかかとに
向ける

右太もものつけ根を
後方に引き、
骨盤を床と平行にする

3 吐く ▶ 3呼吸

息を吐きながら、胸の前で手を合わせてねじりを深める。目線は斜め上に向け、3呼吸する。反対側も1〜3を同様に行なう。

下半身がぐらついてしまう人は、**脚-3** で足裏、すね、内ももの筋肉を刺激してからポーズをとると、骨盤が安定しやすくなります

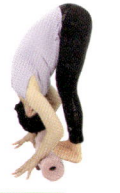

脚-3 (p.76)

〰 効きどころ

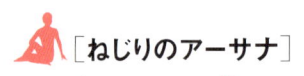

［ねじりのアーサナ］
三角のポーズ **II**

【パリヴリッタ・トリコーナ・アーサナ／Parivrtta Trikonasana】
* Parivrtta は「反転した」、Trikona は「三角」の意味

三角のポーズ（p.98）にねじりを加えたポーズです。後ろ足から上半身に向かってねじりを深め、足首から腰、背骨、肩まで全身が伸びます。下半身と骨盤を安定させると、胸の開放感も得られます。

＼ 三角のポーズ **II** の前に行ないたい ／
ほぐしエクササイズ

背骨-5 (p.62)	脚-1 (p.74)
股関節-2 (p.65)	体幹-4 (p.85)
股関節-7 (p.70)	

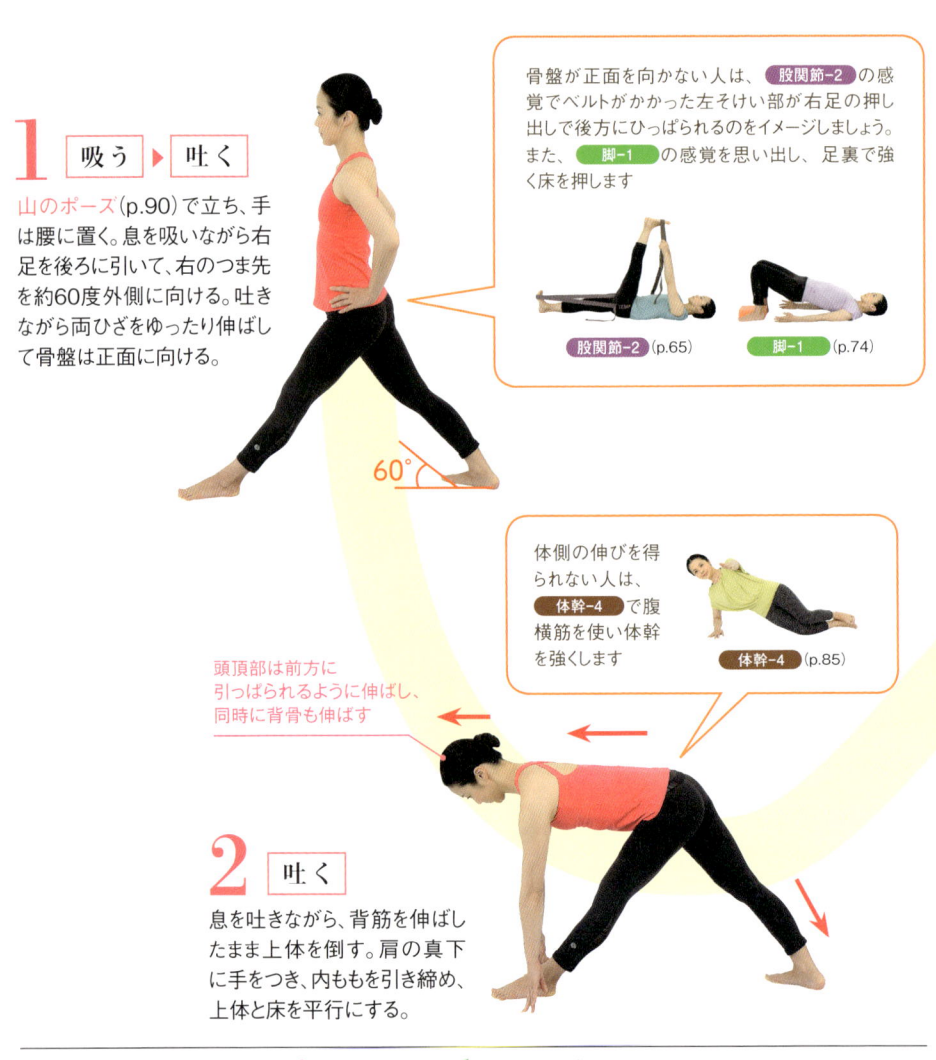

1 吸う ▶ 吐く

山のポーズ（p.90）で立ち、手は腰に置く。息を吸いながら右足を後ろに引いて、右のつま先を約60度外側に向ける。吐きながら両ひざをゆったり伸ばして骨盤は正面に向ける。

60°

骨盤が正面を向かない人は、股関節-2 の感覚でベルトがかかった左そけい部が右足の押し出しで後方にひっぱられるのをイメージしましょう。また、脚-1 の感覚を思い出し、足裏で強く床を押します

股関節-2 (p.65) 脚-1 (p.74)

体側の伸びを得られない人は、体幹-4 で腹横筋を使い体幹を強くします

体幹-4 (p.85)

頭頂部は前方に引っぱられるように伸ばし、同時に背骨も伸ばす

2 吐く

息を吐きながら、背筋を伸ばしたまま上体を倒す。肩の真下に手をつき、内ももを引き締め、上体と床を平行にする。

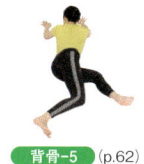

上体を上手くねじれない人は、 背骨-5 の感覚で、上体を背骨の根元からしっかりとねじることを意識しましょう

背骨-5 (p.62)

前足に体重がかかり、ひざに違和感がある人は、 股関節-7 の3の感覚で左太ももの前側を強く引き締めると後ろ足に安定感が生まれます。また、 股関節-2 の左足のそけい部がベルトで後方に引っ張られる感覚を思い出して、右足に重心を移します

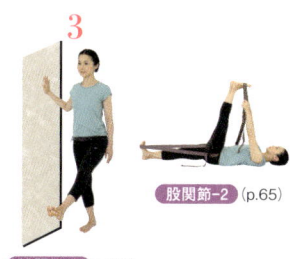

股関節-2 (p.65)

股関節-7 (p.70)

両腕は、床から天井に向かって一直線にする

骨盤はねじらず下半身を安定させる

前の足のつけ根の外側と後ろの足の内ももを後方に引く意識をもつ

後ろ足を強く踏み込み、ここからねじりが始まるイメージをもつ

親指のつけ根で床を押し、太ももの前面を引き上げる

足の甲を引き上げ、親指のつけ根とかかとに体重をのせる

3 | 吐く ▶ 3呼吸

息を吐きながら背骨の伸びを保ち、上体をねじって左腕を天井に向かって伸ばす。てのひらは正面に向ける。目線は左手の指先に向け、3呼吸する。足を入れ替えて1〜3を同様に行なう。

＊右手が床につかない場合は、手の下にブロックを置くとよい。

◯◯ 効きどころ

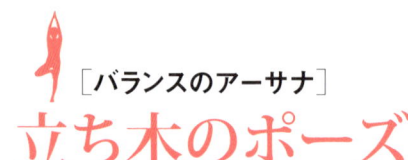

立ち木のポーズ

【ヴリクシャ・アーサナ／ Vricshasana】
* Vricshsa は「木」の意味

大地に根をはる木をイメージしてバランスをとるポーズです。からだの中心軸を感じながら行なうことで、バランス感覚が養われ、姿勢を整える効果が得られます。足のむくみの緩和、集中力を高める、気持ちを落ちつけるなどの効果もあります。

\ **立ち木のポーズ**の前に行ないたい /
ほぐしエクササイズ

股関節-6 (p.69)	体幹-1 (p.80)
股関節-7 (p.70)	体幹-2 (p.82)
	体幹-4 (p.85)

からだがぐらつく人は、体幹-2 の感覚を思い出し、骨盤を安定させ肋骨を引き上げます。さらに、体幹-4 の感覚を思い出して下腹部を引き締めると安定感が得られます

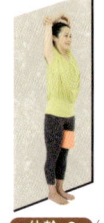

体幹-2 (p.82)　　体幹-4 (p.85)

1　自然に呼吸

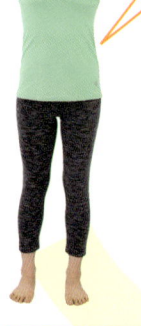

山のポーズ(p.90)で立ち、両腕を引き上げ、両手で互いのひじをつかみ、胸を広げる。

2　自然に呼吸

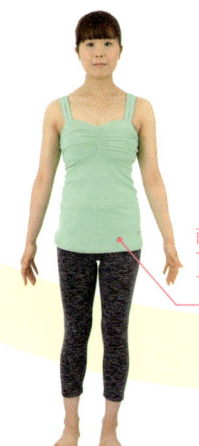

両手で骨盤を下げるようにして下半身を安定させてもよい

手を下ろして、足裏で床を強く押し、下半身を安定させる。

3　自然に呼吸

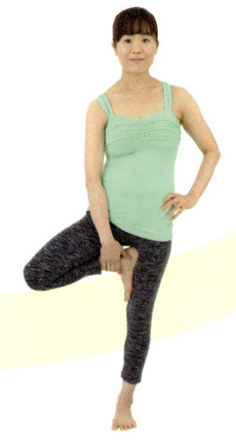

右手で右足首をつかみ、右の足裏を左太ももの内側にあてる。右のつま先は床に向ける。
* バランスがとれない場合は、右のつま先を床につけ、かかとを左足首に添える。

指先を天井に向けて
全身を伸ばす

からだがぐらつく人は、 **体幹-1** の、下半身から上半身までがつながる感覚を思い出し、中心軸を安定させます

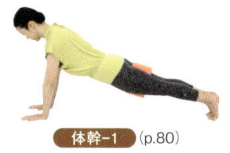

体幹-1 （p.80）

腕は耳の横に
くるようにする

あらかじめ、 **股関節-6** で股関節周辺をほぐしておくと、右足裏を左太ももの高い位置でキープしやすくなります

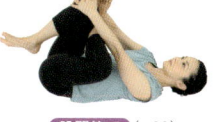

股関節-6 （p.69）

ポーズをキープできない人は、まず、 **股関節-7** の**1**の動きを思い出して内ももの筋肉を引き締めます。次に、**2**の股関節を左右に広げるイメージをもち、尾骨を下げるようにして姿勢を安定させます

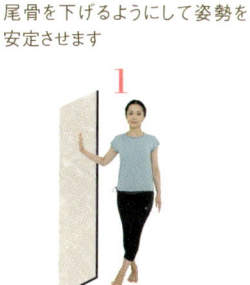

1

2

股関節-7 （p.70）

足裏と内ももを
互いに押し合う
ようにする

4 吐く ▶ 吸う ▶ **3呼吸**

息を吐きながら胸の前で手を合わせ、吸いながら天井に向かって伸ばす。骨盤の安定感と背筋の伸びを感じながら3呼吸する。足を入れ替えて1〜4を同様に行なう。

足裏全体で
床を踏みしめる

効きどころ

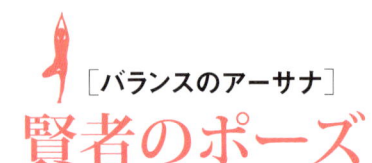

［バランスのアーサナ］
賢者のポーズ

【ヴァシツァ・アーサナ／ Vasisthasana】

＊ Vasistha は「偉大なヨガの賢人（最も素晴らしいという意）」の意味

賢者のポーズは、インドのヒンドゥー教で、偉大な賢人といわれた「ヴァシツァ」にささげられたポーズといわれています。全身の力を使ってバランスをとるポーズなので、二の腕、肩まわり、ウエスト、太ももなどをバランスよく引き締めることができます。

\賢者のポーズの前に行ないたい/
ほぐしエクササイズ

肩-1 (p.40)	体幹-1 (p.80)
肩-3 (p.43)	体幹-4 (p.85)
肩-4 (p.44)	
手首-1 (p.73)	

賢者のポーズは
体幹-1 (p.80)から
始めます

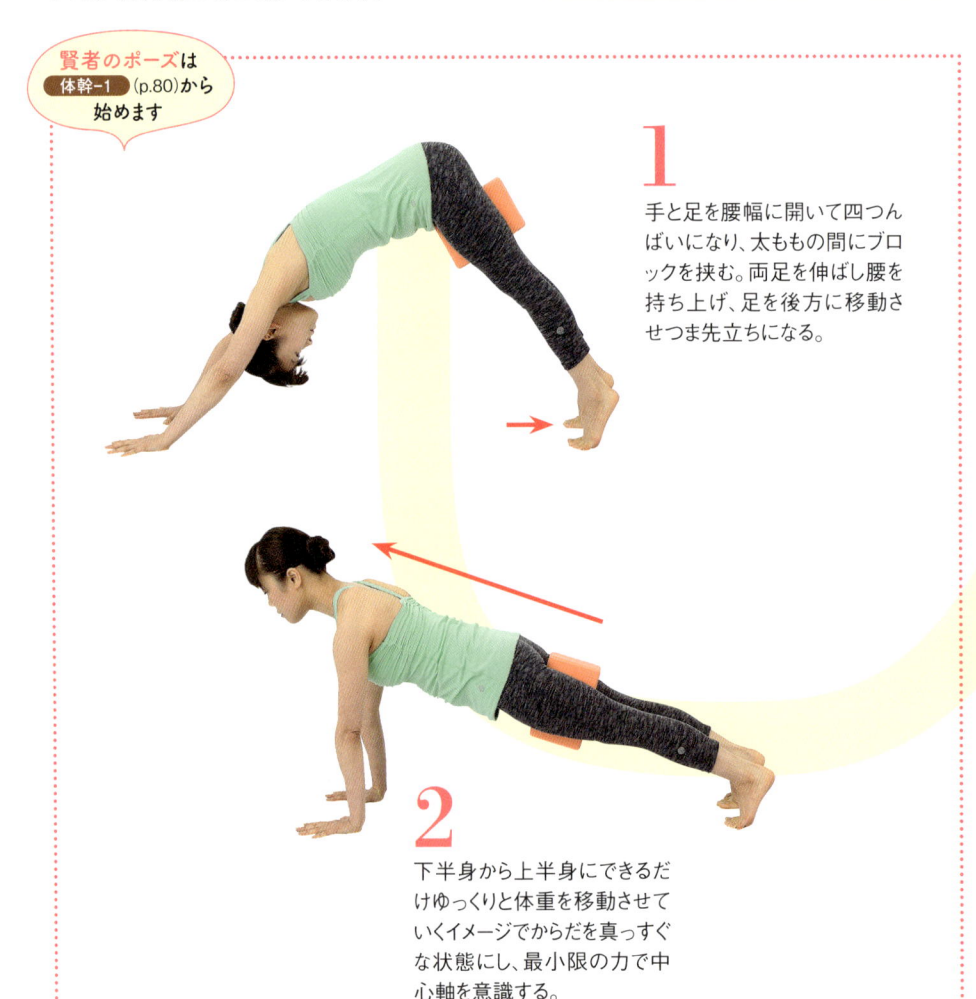

1

手と足を腰幅に開いて四つんばいになり、太ももの間にブロックを挟む。両足を伸ばし腰を持ち上げ、足を後方に移動させつま先立ちになる。

2

下半身から上半身にできるだけゆっくりと体重を移動させていくイメージでからだを真っすぐな状態にし、最小限の力で中心軸を意識する。

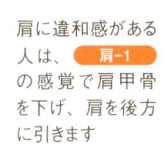

肩に違和感がある人は、**肩-1** の感覚で肩甲骨を下げ、肩を後方に引きます

肩-1 (p.40)

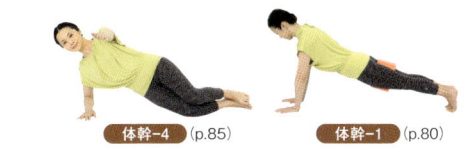

全身がぐらつく人は、**体幹-4** の感覚で下腹部を引き締めます。さらに、**体幹-1** の感覚で内ももを引き締め、上半身と下半身のつながりを意識します

体幹-4 (p.85) **体幹-1** (p.80)

からだが板に挟まれているイメージをもって真っすぐに保つ

おへそを背骨に近づけるイメージで左右のわき腹を引き締める

3 吐く ▶ 吸う ▶ **3呼吸**

息を吐きながら右手でからだを支え左足を右足にのせてそろえる。息を吸いながら左手を天井に向かって伸ばす。からだを一直線にした状態で3呼吸する。反対側も1〜3を同様に行なう。
※内ももを引き締められるようになったら、ブロックを外して行なう。

手首に負担をかけないよう、てのひら全体で床をわしづかみするイメージをもつ

手首に負担がかかる人は、**手首-1** の感覚で人さし指と親指のつけ根にも体重をかけ、同時に **肩-4** の肩を後方に引く意識で手首の負担を減らします

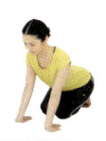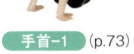
手首-1 (p.73) 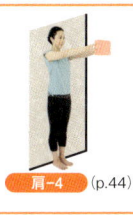 **肩-4** (p.44)

左右の足の親指を押し出して足の内側のラインの伸びを感じる

NGポーズ

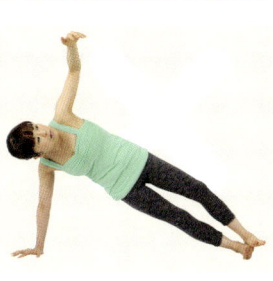

上体が前に傾いてしまう人は、お腹まわりや太ももの筋肉といった、からだを安定させる筋肉を使っていません。腕や手首に過度の負担がかかり、けがの原因になる場合も。

効きどころ

［バランスのアーサナ］
一本足のポーズ

【ウッティタ・ハスタ・パーダーングシュタ・アーサナ／ Utthita Hasta p.adangusthasana】
＊ Utthita は「伸ばされた」、Hasata は「手」、Pada は「足」、Angustha は「足の親指」の意味

片足を上げて体側を伸ばし、一本足でバランスをとるポーズです。股関節の柔軟性を高めるとともに、平衡感覚とバランス感覚を養うことができます。上げた足側の体側は縮めないようにして骨盤を水平に保つと、腰が心地よく伸びる感覚が味わえます。

＼一本足のポーズの前に行ないたい／
ほぐしエクササイズ

股関節-2	(p.65)	体幹-1	(p.80)
股関節-6	(p.69)	体幹-2	(p.82)
脚-5	(p.78)	体幹-4	(p.85)

胸を天井に向かって引き上げ、右の体側を長く保つ

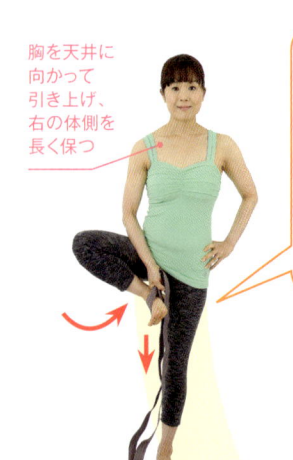

からだがぐらついてバランスがとれない人は、体幹-4 の感覚で下腹を引き上げます。また、体幹-1 の感覚で下腹部の上下の伸びを意識し、からだの中心に軸をつくるようにします

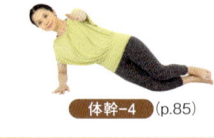
体幹-4 (p.85)

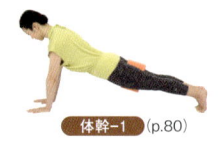
体幹-1 (p.80)

右の骨盤が上がりすぎてしまう人は、股関節-2 の感覚で右そけい部にベルトがかかり、左足裏でベルトを引き下げるイメージで骨盤を安定させましょう

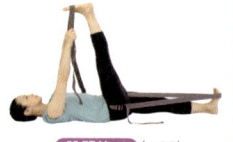
股関節-2 (p.65)

1 自然に呼吸

両足をそろえて立ち、自然な呼吸をくり返しながら、右手で右足の土踏まずにベルトをかける。右足を床に向かって下げ、胸を引き上げる。

右肩を後方に引きながら、足の親指のつけ根を前方に押し出す

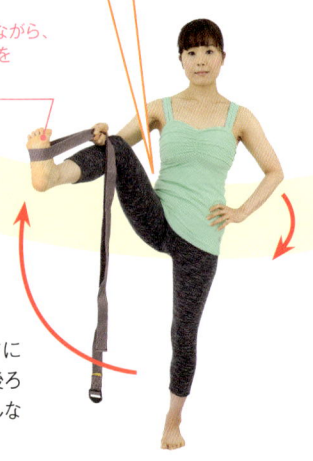

2 吸う

息を吸いながら右足を右斜め前方にゆっくりと伸ばす。このとき、骨盤が後ろに傾いたり、右の骨盤が上がったりしないように上体をしっかり引き上げる。

　← からだの動き　◄・・・目線　◄ 意識

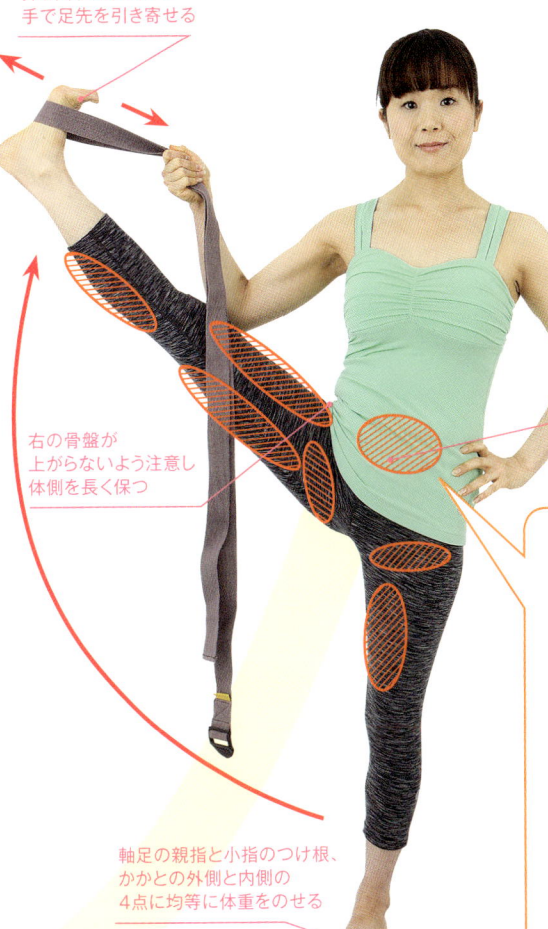

足の親指のつけ根を
押し出すようにして
手で足先を引き寄せる

右の骨盤が
上がらないよう注意し
体側を長く保つ

軸足の親指と小指のつけ根、
かかとの外側と内側の
4点に均等に体重をのせる

下腹部を軽く引き締め、
骨盤底を引き上げる
意識をもつ

下半身に違和感がある人は、
（体幹-2）のブロックを後方に動か
す動きを思い出し、内ももを後方に
引いて、そけい部の緊張をとります

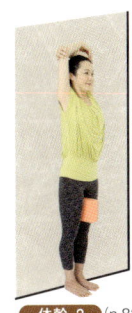

（体幹-2）(p.82)

3 吐く ▶ 3呼吸

息を吐きながら右足を外側に
開く。この姿勢で3呼吸する。
足を入れ替えて1～3を同様に
行なう。

チャレンジ！

慣れてきたら、ベルト
は使わず、人さし指と
中指で足の親指をつか
んでみましょう。

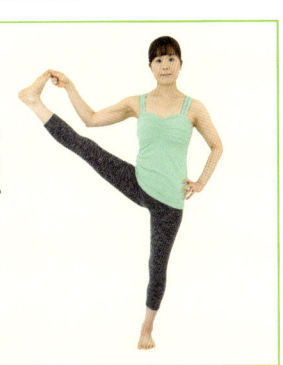

◯ 効きどころ

［バランスのアーサナ］

ワシのポーズ

【ガルダ・アーサナ／Galdasana】
＊ Galda は「鳥の王」または「ヴィシュヌの乗り物」の意味

ヨガを代表するポーズのひとつで、腕と足を絡めてバランスをとります。目線を指先に集中することで、集中力と英気を養えます。腕を絡めて肩甲骨を左右に開く姿勢は、肩まわりの血流を促進するため、肩こりの緩和も期待できます。

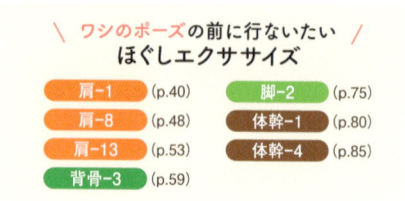

＼ **ワシのポーズ** の前に行ないたい ／
ほぐしエクササイズ

肩-1	(p.40)	脚-2	(p.75)
肩-8	(p.48)	体幹-1	(p.80)
肩-13	(p.53)	体幹-4	(p.85)
背骨-3	(p.59)		

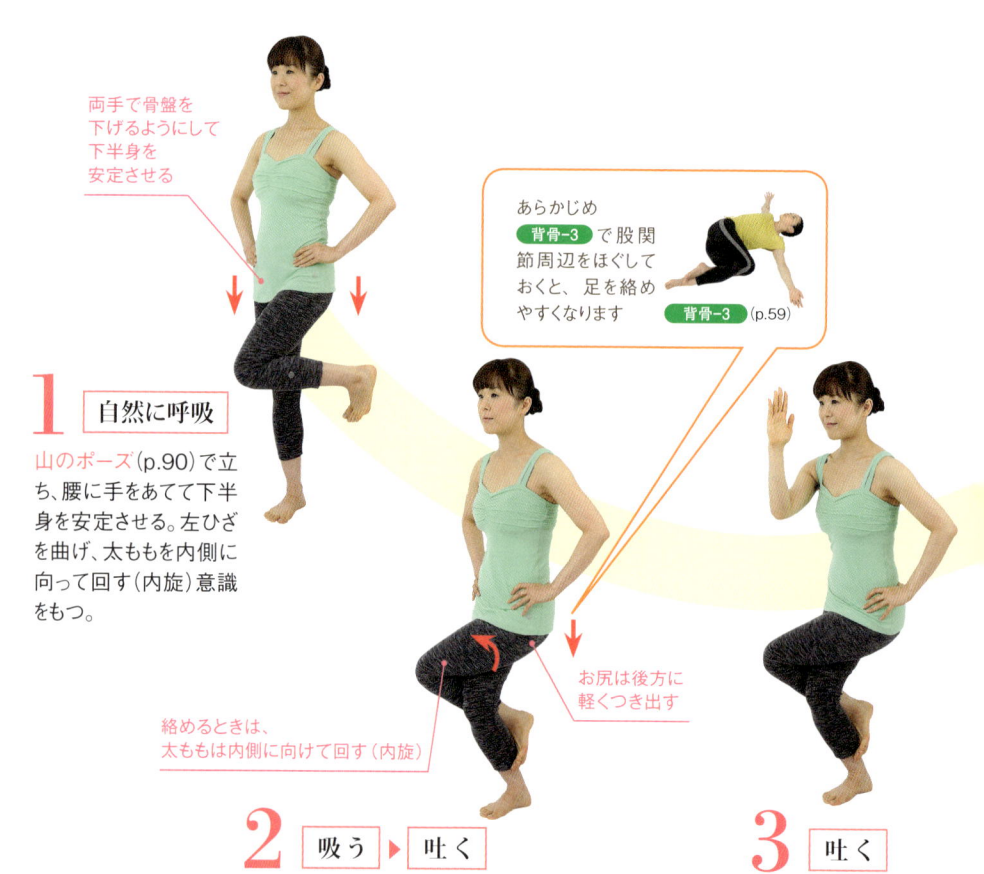

両手で骨盤を
下げるようにして
下半身を
安定させる

あらかじめ
背骨-3 で股関節周辺をほぐしておくと、足を絡めやすくなります 背骨-3 (p.59)

1 自然に呼吸

山のポーズ(p.90)で立ち、腰に手をあてて下半身を安定させる。左ひざを曲げ、太ももを内側に向って回す(内旋)意識をもつ。

絡めるときは、
太ももは内側に向けて回す(内旋)

お尻は後方に
軽くつき出す

2 吸う ▶ 吐く

息を吸いながら、左足を太もものつけ根から右足に絡める。左足の甲を右のふくらはぎの裏に引っかける。息を吐きながら、ひざを曲げて腰を落とす。
＊バランスがとれない場合は、巻きつけた足のつま先を床につけて行なう。

3 吐く

下半身を安定させたま、息を吐きながら右ひじを曲げて、顔の正面に立てる。

あらかじめ 肩-1 肩-13 で肩まわりをほぐしておくと、腕を絡めやすくなります

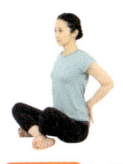 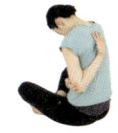

肩-1 (p.40)　肩-13 (p.53)

腕をしっかり絡められない人は、3のときに 肩-8 の胸の前で腕を水平に伸ばす動きから入ると、しっかり組むことができます

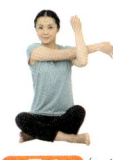

肩-8 (p.48)

目線は指先に向ける

腕を引き上げたあと、肩を後方に引く

組んだ腕の上にくるひじと、軸足のひざをからだの中心にくるよう保つ

すねと内ももを引き締めて、下半身を安定させる

ポーズがキープできない人は、体幹-4 の感覚で下腹部を引き上げます。さらに 体幹-1 の感覚で内ももも同士の引き締め、上半身と下半身のつながりを意識すると安定します

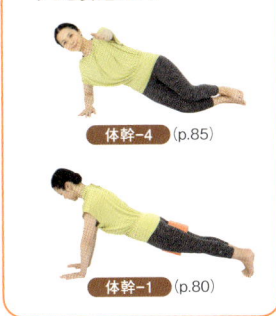

体幹-4 (p.85)

体幹-1 (p.80)

下半身がぐらついてしまう人は、脚-2 の感覚で両すね同士を押し合うようにすると、下半身が安定します

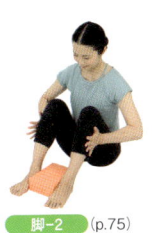

脚-2 (p.75)

4 吐く ▶ 吸う ▶ **3呼吸**

息を吐きながら左腕を右ひじの下に差し込み、下からてのひらを合わせて右腕に巻きつける。息を吸いながら絡めた腕を天井に向かって引き上げ、この姿勢で3呼吸する。手足を入れ替えて1〜4を同様に行なう。

＊てのひらを合わせるのが難しい場合は、手をグーにしてひじを交差させるだけでもよい。

骨盤はねじらず、軸足のひざをからだの正面に向ける

足裏全体に体重をのせる

効きどころ

［前屈のアーサナ］
背中を伸ばすポーズ

【パシュチモターナ・アーサナ／ Paschimottanasana】

* Paschimottana は「西（からだの背面）」、pashima は「〜を強烈に」、tana は「伸ばす」の意味

背中を伸ばして上体を曲げ、顔を足に近づけるポーズです。前屈するときに下腹部を軽く引き締め、胸と体側を引き上げることで、深い呼吸ができるようになり、気持ちが落ちつきます。お腹を引き締めるほか、自律神経のバランスを整える、不眠を緩和したりする効果があります。

\背中を伸ばすポーズの前に行ないたい/
ほぐしエクササイズ

股関節-7 (p.70)	全身-1 (p.86)
脚-2 (p.75)	全身-2 (p.87)
脚-3 (p.76)	全身-3 (p.88)

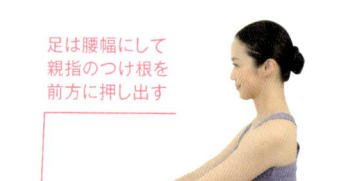

足は腰幅にして親指のつけ根を前方に押し出す

1 吸う

両足を伸ばして座り、両足の指のつけ根にベルトを引っかける。親指のつけ根を押し出し、下腹部を引き上げる。

* 坐骨を床につけて座れない場合は、お尻の下に折りたたんだブランケットを敷く。

* 全身-3 (p.88)の要領で行なうとよい。

2 吐く

からだの前面を引き上げた感覚をキープしたまま、息を吐きながら股関節から前屈する。

腰に痛みが生じたり、背中が丸まったりしてしまう人は、全身-2 でからだの前面と後面の引き上げを意識します。さらに 全身-3 でその感覚で下腹部を引き上げたまま前屈を深めます

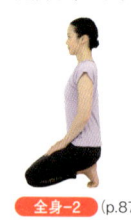

全身-2 (p.87)　　全身-3 (p.88)

前屈が深まらない人は、全身-1 のときに 股関節-7 の3→4→2の動きを順にイメージした感覚を思い出すと股関節の可動域が広がるので、上体を深く倒せるようになります

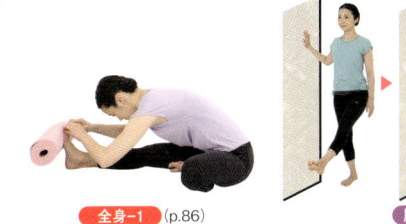

全身-1 (p.86)

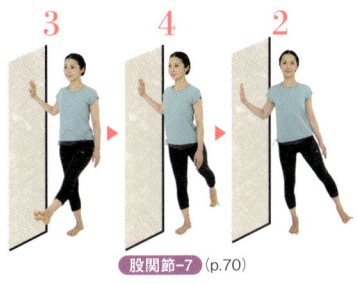

3 股関節-7 (p.70) 4 2

太ももを股関節に引き入れるイメージで下腹部を引き上げる

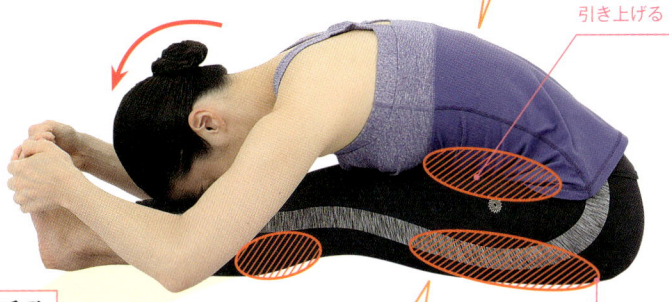

太もも裏の坐骨に近い上部を強く床に押しつける

3 3呼吸

つま先に手が届く人は、ベルトを外し、外側から足裏をつかむ。この姿勢で3呼吸する。

あらかじめ 脚-3 を行なうことで、太ももの裏やふくらはぎの筋肉が刺激され、ポーズがスムーズにとれるようになります

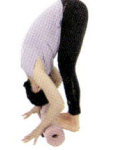

脚-3 (p.76)

NGポーズ

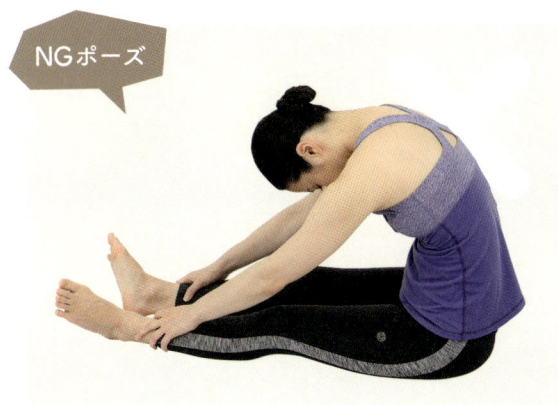

背骨が曲がった状態で腰の辺りから前屈すると、腰痛の原因になることも。前屈するときは、股関節から倒しましょう。ひざを曲げて太ももの裏の筋肉をゆるめると、ポーズがとりやすくなります。

効きどころ

[前屈のアーサナ]
足を開くポーズ

【ウパヴィシュタ・コーナ・アーサナ／ Upavistha Konasana】
＊ Upavistha は「座って」、Kona は「（ある角度に）曲げる」
　または「角度」の意味

足を左右に開いて前屈するポーズです。両足は気持ちよく呼吸できる範囲で、無理なく開きましょう。骨盤まわりの血流改善のほか、子宮や卵巣の機能を調整する効果が期待できます。そのほか、太ももの引き締め、冷えや足のむくみの緩和などの効果があります。

\ 足を開くポーズ の前に行ないたい /
ほぐしエクササイズ

肩-5	(p.45)	脚-2	(p.75)
背骨-1	(p.56)	脚-4	(p.77)
背骨-2	(p.58)	脚-5	(p.78)
股関節-1	(p.64)	全身-1	(p.86)
股関節-7	(p.70)	全身-3	(p.88)

足を開くポーズ は
脚-5 (p.78) から
始めます

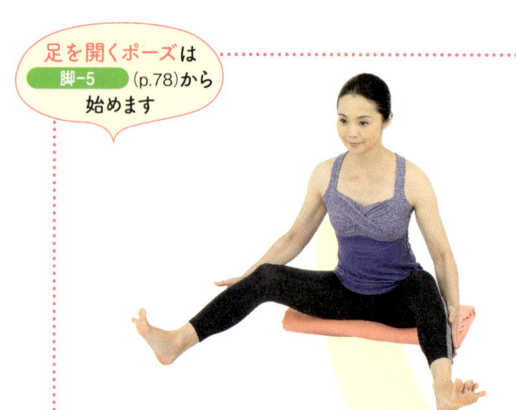

1

床に座り足を開いてひざを曲げ、てのひらとすねで強く押し合う。足の内側を長く伸ばし外側は縮め、太ももの外側を腰の方に引き寄せる感覚をつかむ。

骨盤を立てて座るのがつらく、ひざに違和感がある人は、脚-2 の感覚を思い出し、太ももは内側に（内旋）、ひざから下は外側に向って回す意識をもつと骨盤が立ちやすくなります

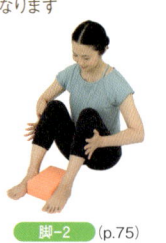

脚-2 (p.75)

2 ┃ 吸う

1の感覚を保ったまま両足を無理のない範囲で開き、手を腰の後ろにつく。坐骨近くの太もも裏の上部を強く床に押しつけて、背骨を伸ばしかかとで強く床を押す。

＊ 坐骨を床につけて座れない場合は、お尻の下に折りたたんだブランケットを敷くか、ひざを軽く曲げる。

前屈ができない人は、[股関節-7] の 3→4→2の動きを行ない、前、後ろ、外側の筋肉の引き締めを意識すると、股関節の可動域が広がり、前屈がやりやすくなります

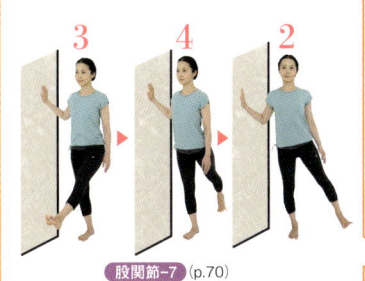

3　4　2

[股関節-7] (p.70)

足が開かない人は、[脚-4] で股関節周辺をしっかりほぐします

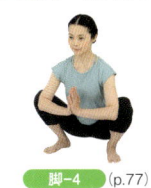

[脚-4] (p.77)

上体をより深く倒すためには、[背骨-1] の背骨の動きが股関節の可動域を広げる感覚を思い出しましょう。これにより、上体が深く倒せるようになります

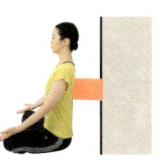

[背骨-1] (p.56)

太もも裏の上部を床に押しつけ、下腹部を引き上げる

坐骨は床に下向きに安定させた状態を保つ

つま先は天井に向け、かかとは床に押しつけつつ、手前に引くようにする

3　吐く ▶ 3呼吸

息を吐きながら股関節から上体を倒し、腕を伸ばす。下腹部を引き上げたまま背筋を伸ばして。この姿勢で3呼吸する。

NGポーズ

上体を股関節から倒さず、背中が丸まった状態で腰の辺りから前屈すると、腰痛の原因になります。ひざを曲げ、太もも裏の筋肉をゆるめてポーズをとりましょう。

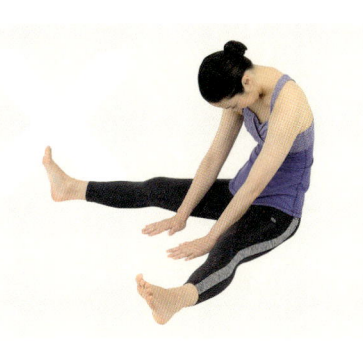

効きどころ

［前屈のアーサナ］
合せきのポーズ

【バッダ・コーナ・アーサナ／ Baddha Konasana】

＊ Baddha は「縛られた」、Kona は「（ある角度に）曲げる」
　または「角度」の意味

足裏を合わせる「合せき」の姿勢で、股関節や骨盤のゆがみを整えましょう。ポーズが安定したところで、ゆったりとした呼吸をくり返すと、リラックス効果が。骨盤の歪みを整えるほか、お尻を引き締めたり、便秘を緩和したりする効果が期待できます。

＼ 合せきのポーズ の前に行ないたい／
ほぐしエクササイズ

肩-5	(p.45)	脚-2	(p.75)
背骨-1	(p.56)	脚-3	(p.76)
背骨-2	(p.58)	脚-4	(p.77)
股関節-1	(p.64)	脚-5	(p.78)
股関節-7	(p.70)	体幹-4	(p.85)

合せきのポーズ は
背骨-1 (p.56)から
始めます

1

壁から少し離れたところに壁を背にして足裏を合わせて座り、胸の後ろと壁の間にブロックを挟む。吐く息で背中を丸くして、ブロックに向かって背中を強く押しつける。外もも側が床に近づくのを意識する。

＊背中が丸くなって坐骨が安定しない場合は、お尻の下に折りたたんだブランケットを敷く。

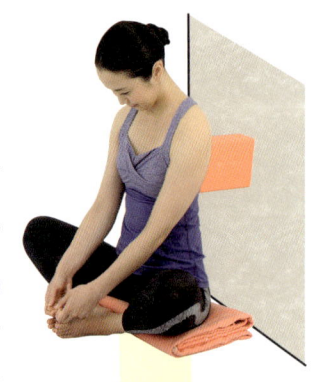

2

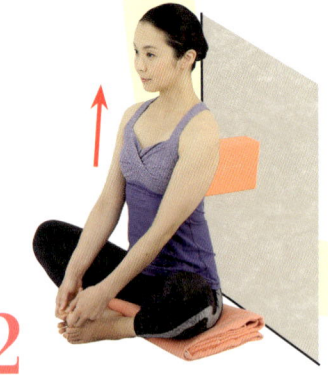

背中でブロックを押す力は弱めないようにして吸う息でお尻をつき出すようにして腰を反る。内もも側が床に近づくのを意識する。

3 吸う

背中のブロックを外し、1、2の
の動作をくり返すことで、背筋が
伸び、両ひざが左右に開くのを
感じる。

足裏を互いに
押し合うようにして
背筋を伸ばす

背中が丸くなりひざが床に近づか
ない人は、脚-3 の足裏でマッ
トと床を押す感覚を思い出し、足
裏同士をしっかりと押し合うと、
内ももと股関節がほぐれます。さ
らに、脚-4 の内ももを引き
締めながら、太もものつけ根から
大腿骨を引き離す感覚を思い出
すと、ひざが左右に開きやすくな
り、背骨が伸びます

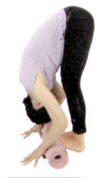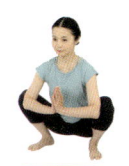

脚-3 (p.76)　脚-4 (p.77)

上体を倒せない人は、脚-2 や 脚-5 の
感覚を思い出して太ももは内側に（内旋）、すねは
外側に向って回す意識をもつと、安全に前屈が深
まります

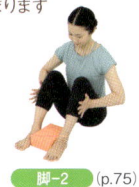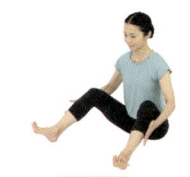

脚-2 (p.75)　脚-5 (p.78)

ポーズの完成度を高めたい人は、
体幹-4 を意識して下腹部を引き上
げると、さらに前屈が深まります

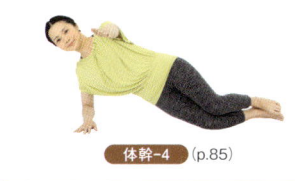

体幹-4 (p.85)

両手でかかとを恥骨側に
引き寄せ、背筋を伸ばす

お尻の筋肉を
軽く引き締めてひざを開く

内ももがつけ根から
ひざに向かって
伸びていくイメージをもつ

4 吐く ▶ 3呼吸

坐骨を床に根づかせたまま、息を吐きながら股関
節から上体を倒す。この姿勢で3呼吸する。

 効きどころ

足と手のポーズ

【ウッターナ・アーサナ／ Uttanasana】
＊ Ut は「強烈な」、tana は「伸ばす」の意味

上体を股関節から倒し、からだを2つ折りにするポーズです。頭頂部を逆さにすることで、脳に酸素が行き渡り、爽快感を得ることができます。腕や肩の緊張をゆるめることができるため、肩こりや全身の疲労感の緩和のほか、目の疲れを緩和する作用もあります。

\ 足と手のポーズの前に行ないたい /
ほぐしエクササイズ

股関節-7 (p.70)	全身-2 (p.87)
脚-1 (p.74)	全身-3 (p.88)
脚-2 (p.75)	
脚-3 (p.76)	

足と手のポーズは 脚-3 (p.76)から 始めます

1

足先から土踏まずの半分までをマットなどにのせて、かかとは床につける。ひざを軽く曲げかかとを床につけたまま、息を吐きながら上体を前へ倒し伏せていく。

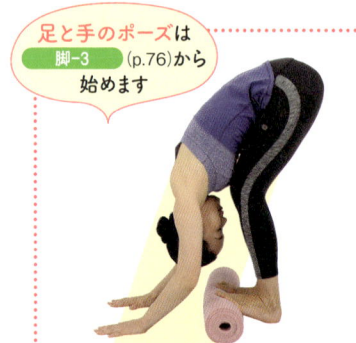

ひざが伸びて腰が丸くなってしまう人は、太ももの前側にお腹をぴったりとつけた状態で 脚-1 脚-2 の足裏から股関節にかけて連動する力を思い出しながら行なうと、足の筋肉を正しく使えるようになります

脚-1 (p.74)　　脚-2 (p.75)

2 | 吐く

外側からすねを挟み込み、てのひらとすねの外側で強く押し合うようにする。

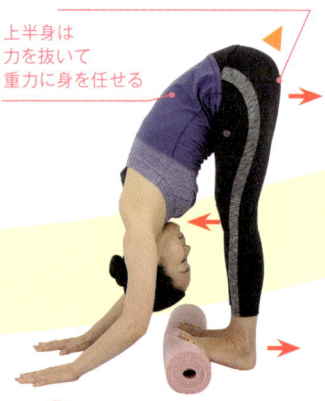

股関節と足首は後方に、すねの上部は前に押し出すように

上半身は力を抜いて重力に身を任せる

3 | 吸う ▶ 吐く

手と足で押し合う強さを保ったまま手を床に戻し、足裏全体で床を押しながら坐骨を天井にゆっくりと向けていく。

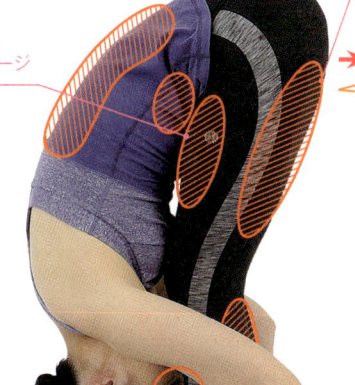

足全体の筋肉を使い、
坐骨を天井に向かって
引き上げる

太ももの裏を
内側から外側に
広げるように
後方に押し出す

下腹部を引き上げ、
股関節からからだを
二つ折りにするイメージ

足裏に体重を均等にのせ、
床を踏みしめる

前屈が苦手な人は、 股関節-7 の
3→4→2の動きを順にイメージして、
足の筋肉の引き締めが意識できるように
なると、股関節の可動域が広がるので、上体を深く倒せるようになります

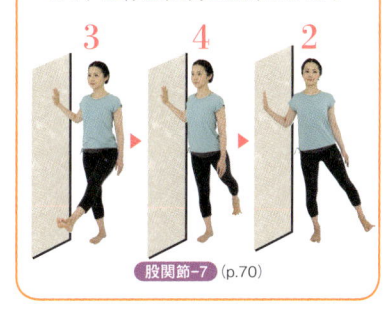

3   4   2

股関節-7 (p.70)

4 吐く ▶ 3呼吸

足裏を後方に移動させ、マットから下りる。足
裏全体で床を押し、息を吐きながら深く前屈す
る。上半身の力は抜き3呼吸する。

効きどころ

マリーチの前屈

【マリーチ・アーサナ A ／ MarichyasanaA】
＊ Marichy は「太陽神一族の賢者、マリーチ」の意味

太陽神一族の賢者、「マリーチ」をたたえるポーズのひとつです。足に腕を巻きつけることで、肩甲骨の柔軟性が高まり、肩こりの緩和効果が得られます。ほかにお腹の引き締め、婦人科系の不調を緩和する、気持ちを落ちつける効果も期待できます。

\ **マリーチの前屈**の前に行ないたい /
ほぐしエクササイズ

肩-2	(p.42)	股関節-2	(p.65)
肩-3	(p.43)	脚-2	(p.75)
肩-6	(p.46)	全身-1	(p.86)
肩-7	(p.47)	全身-3	(p.88)

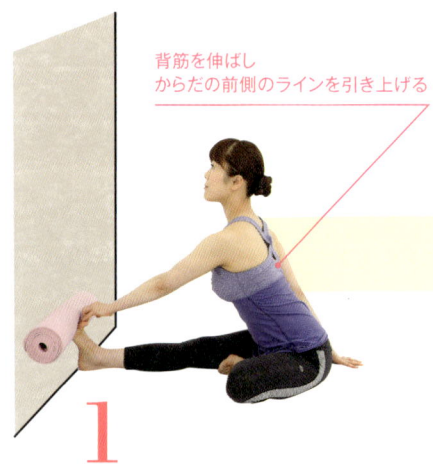

背筋を伸ばし
からだの前側のラインを引き上げる

1
筒状に丸めたマットを右足先から土踏まず半分までの位置で壁と足裏の間で挟む。

＊ **全身-1** (p.86)の要領で行なうとよい。

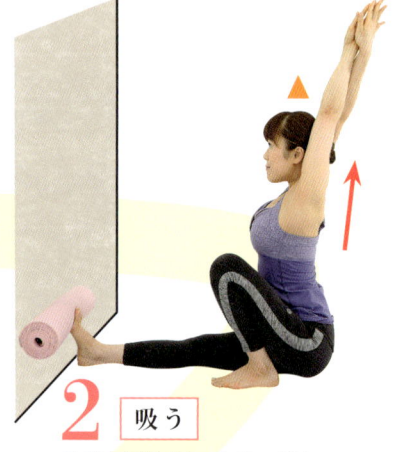

2 吸う
足裏を活性化し、お腹の引き上げを保ったまま、左ひざを立てる。腕を天井に上げ、耳の後ろにくるまで後方に伸ばす。手首をクロスし、両体側を引き上げる。

＊ **肩-6** (p.46)の要領で行なうとよい。

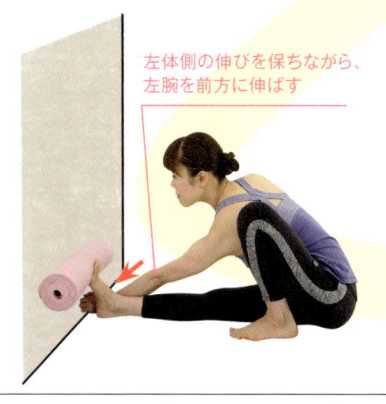

左体側の伸びを保ちながら、
左腕を前方に伸ばす

3 吐く
右手は床に、左腕は左ひざの内側から前方に伸ばす。右すねの外側に左手をかけて押し合うようにしておへそを右足の方に向ける。

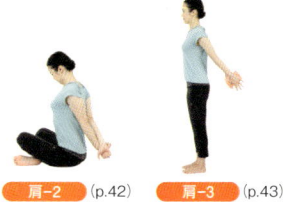

背中で手を組むのが難しい人は、**肩-2** **肩-3** で肩甲骨周辺をほぐし、大胸筋をストレッチして胸を開くと手を組みやすくなります

肩-2 (p.42)　**肩-3** (p.43)

4 吐く ▶ 吸う

息を吐きながら、左手を左足の外側から背中にまわし、背中に回した右手首をつかむ。息を吸いながら上体を引き上げる。

＊ 背中で手を組むのが難しい場合は、背中にベルトやタオルをまわし、両端を持って行なう。

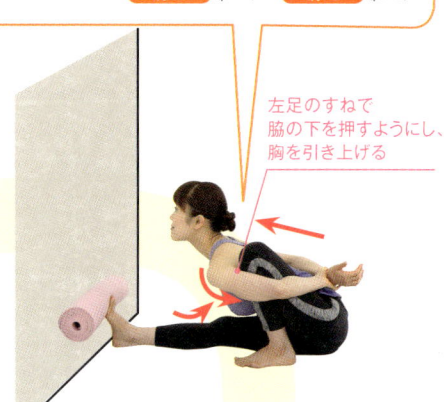

左足のすねて脇の下を押すようにし、胸を引き上げる

腕で足を締めつけ、上体を引き上げる

伸ばした足の方向に下腹部を引き上げるようにして体側を伸ばす

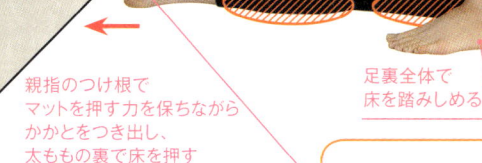

親指のつけ根でマットを押す力を保ちながらかかとをつき出し、太ももの裏で床を押す

足裏全体で床を踏みしめる

5 吐く ▶ 3呼吸

息を吐きながら上体を前に倒し、あごを右すねに近づける。この姿勢で3呼吸する。足を入れ替えて1〜5を同様に行なう。

股関節に違和感がある人は、**股関節-2** の感覚でベルトがかかった左そけい部が、右足を押し出すことで前方に引っ張られるのをイメージしましょう。股関節のつまりが解消し骨盤も安定します

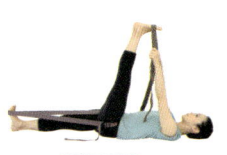

股関節-2 (p.65)

効きどころ

［後屈のアーサナ］
コブラのポーズ

【ブージャンガ・アーサナ／ Bhujangasana】
＊ Bhujanga は「蛇」の意味

コブラが頭をもち上げた姿をイメージして胸を上げ、腰を伸ばすポーズです。下腹部を引き上げて胸を開くため、猫背を改善し、姿勢を整える効果が期待できます。バストアップ、お尻の引き締め、気持ちを落ちつけるなどの効果も期待できます。

\\ **コブラのポーズ**の前に行ないたい /
ほぐしエクササイズ

肩-2	(p.42)	手首-1	(p.73)
肩-3	(p.43)	脚-1	(p.74)
肩-4	(p.44)	脚-2	(p.75)
肩-7	(p.47)	体幹-1	(p.80)
股関節-4	(p.67)	体幹-3	(p.84)
股関節-5	(p.68)	体幹-4	(p.85)

腰が痛くなる人は、 脚-1 の足裏にブロックを挟んでいる感覚で内ももを引き締めます。さらに 体幹-4 の感覚で下腹部を引き上げ、尾骨を後方に伸ばします。腹横筋を使い体側を長く保つことで腰を守ります

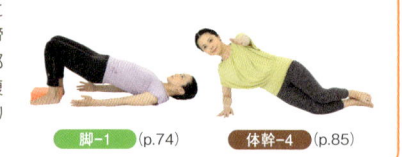

脚-1 (p.74)　　体幹-4 (p.85)

1 ｜吸う

足を腰幅に開いてうつ伏せになり、ひざを曲げ胸の横に手をつく。

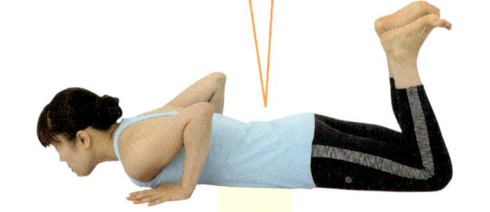

2 ｜吐く

下腹部の引き締めを保ったま、両足を後方に伸ばす。次に片足ずつ床から5cmほど上げて後ろに伸ばし、静かに下ろす。

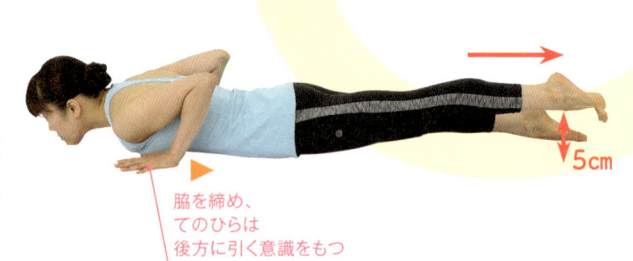

脇を締め、
てのひらは
後方に引く意識をもつ

5cm

立位
座位
ねじり
バランス
前屈
後屈
逆転

胸がうまく開かない人は、 肩-3 の背中側でブロックを挟んでいる感覚を思い出し、腕を組んで肩甲骨を下げます。さらに、 肩-4 の肩を後方に引く感覚で肩甲骨を寄せ合うと、より胸が開きやすくなります

肩-3 (p.43)　　肩-4 (p.44)

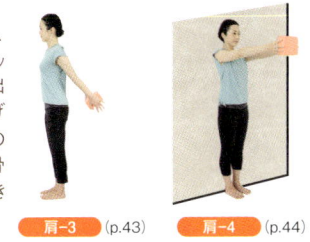

3 | 吸う ▶ 3呼吸

息を吸いながらお尻の後ろで両手を組み、肩甲骨を寄せ合い胸を引き上げる。

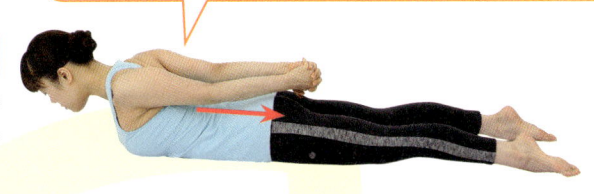

あらかじめ 股関節-4 股関節-5 で股関節や太ももの前側を伸ばしておきましょう。全身の伸びを感じることで、健やかに反る感覚を得られます

股関節-4 (p.67)　　股関節-5 (p.68)

足が外側に倒れている人は、 脚-2 の感覚ですねを引き締め、内くるぶし同士を寄せて内ももを引き締めましょう

脚-2 (p.75)

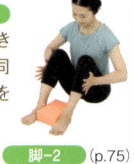

腰より上は前方、腰から下は後方へ前後に伸ばす

肩甲骨を下げて肩を耳から遠ざけるように引く

太ももを床に押しつける意識をもつ

ひじを後方に引きながら姿勢をキープする

4 | 吸う ▶ 3呼吸

息を吸いながら上体を持ち上げ、胸を天井に向かって引き上げる。この姿勢で3呼吸する。

＊肩甲骨まわりがきゅう屈な人は、てのひらを置く位置を広めにとると動かしやすくなる。

ひじが外に開いてしまう人は、 手首-1 で上腕は外側に向って回し、腕の前側はストレッチしましょう。てのひら全体で床を後方に押せるようになります

手首-1 (p.73)

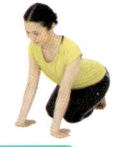

効きどころ

［後屈のアーサナ］
弓のポーズ

【ダヌラ・アーサナ／ Dhanurasana】
＊ Dhanura は「弓」の意味

弓の弦を模していることが語源のポーズで腕と足を使って全身を反らせます。太ももの前面をしっかり伸ばすことで、背中やお尻、太ももの裏を引き締めるほか、姿勢を整える、不眠の緩和、気持ちをすっきりさせるなどの効果があります。

＼ 弓のポーズの前に行ないたい ／
ほぐしエクササイズ

肩-2 (p.42)	股関節-4 (p.67)
肩-3 (p.43)	股関節-5 (p.68)
肩-4 (p.44)	脚-1 (p.74)
肩-7 (p.47)	体幹-1 (p.80)
肩-11 (p.51)	体幹-3 (p.84)
肩-14 (p.54)	体幹-4 (p.85)

1 自然に呼吸

うつ伏せになっててのひらを胸の横につき、ひざを曲げる。

腰が痛くなる人は、 脚-1 の足裏にブロックを挟んでいる感覚で内ももを引き締めます。さらに 体幹-4 の感覚で下腹部を引き上げ、尾骨を伸ばします。腹横筋を使い体側を長く保つことで、腰を守りながら背中全体で反ることができるようになります

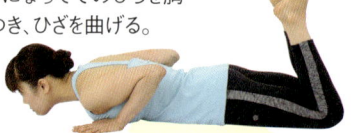

脚-1 (p.74)　　体幹-4 (p.85)

2 吐く

てのひらで床を押し上体をやや引き上げる。ひざを90度に曲げる。息を吐きながら太もものつけ根から足を天井に向かって片方ずつ引き上げる。左右2〜3回ずつ行なう。

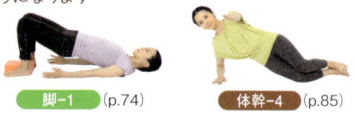

90°

てのひらは
手前に引く意識をもつ

3 吐く

両ひざをお尻に向かって曲げ、手で足首をつかむ。あごは床につけ、ひと息吐く。

足首に手が届きにくい人は、 肩-3 の腰の後ろでブロックを持つ感覚をイメージしましょう

肩-3 (p.43)

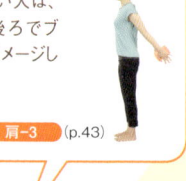

上体が持ち上がらない人は、 肩-11 の両手を万歳して胸を引き上げる動きをイメージしましょう

肩-11 (p.51)

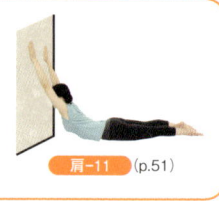

← からだの動き 〈・・・▶目線 ◀意識

足首を手でつかめない人は、右記のエクササイズの肩甲骨周辺の筋肉と大胸筋を気持ちよく広げる感覚で上体を引き上げると手が届きやすくなります

肩-2 (p.42)　　肩-4 (p.44)　　肩-7 (p.47)

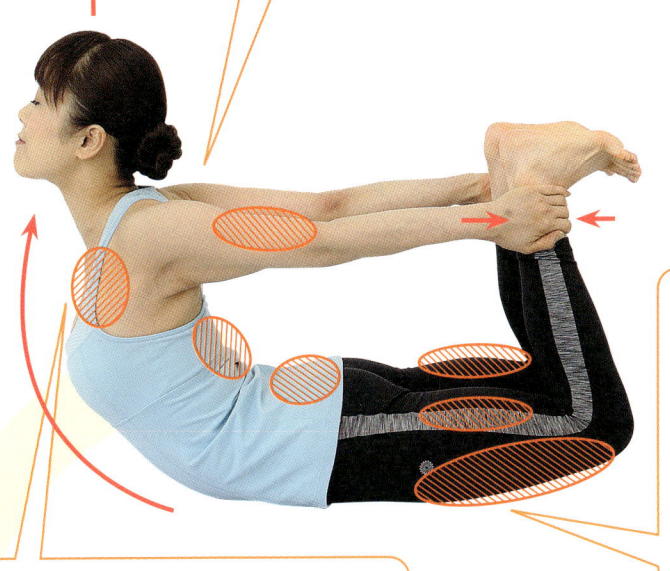

あらかじめ 股関節-4 で股関節の前側を十分にストレッチしておくことで、ポーズがとりやすくなります

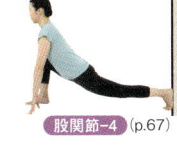

股関節-4 (p.67)

ポーズをキープするのが難しい人は、体幹-1 の下半身から上半身までの筋肉のつながりを思い出します。また、体幹-4 の腹横筋を使った感覚で腰の伸びを保ちましょう

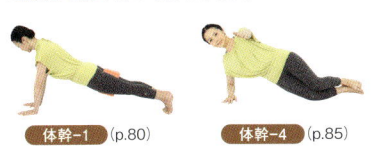

体幹-1 (p.80)　　体幹-4 (p.85)

NGポーズ

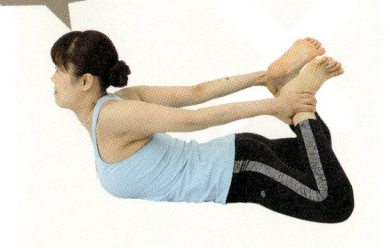

4 吸う ▶ 3呼吸

息を吸いながら、てのひらと足首を互いに押し合うようにしながら上体、ひざを引き上げる。この姿勢で3呼吸する。

＊両足首を持つのが難しい場合は、片足ずつ行なってもよい。

太ももが外に流れて下腹部もゆるんでしまっています。この状態で反りを深めると、腰椎に負担がかかり、腰を痛めてしまいます。

効きどころ

太鼓橋のポーズ

【セートゥ・バンダ・アーサナ／ Setu Bandhasana】
* Setu は「橋」、Bandha は「固定する」の意味

腕と足で床を押して腰を引き上げ、背中の後ろにゆったりとした空間をつくることで、猫背が改善され、背骨の歪みを矯正して姿勢を整える効果が得られます。全身をくまなく伸ばすことで、疲れをとり除きボディラインを整える効果も期待できます。

＼太鼓橋のポーズの前に行ないたい／
ほぐしエクササイズ

肩-1	(p.40)	股関節-5	(p.68)
肩-2	(p.42)	脚-1	(p.74)
肩-3	(p.43)	体幹-1	(p.80)
肩-4	(p.44)	体幹-4	(p.85)
肩-5	(p.45)		

太鼓橋のポーズは
脚-1 (p.74)から
始めます

1

仰向けで寝てひざを立て、足の内側でブロックを挟んだまま足を持ち上げ、両足裏を天井へ向ける。このとき足裏の皮膚（親指のつけ根から土踏まず、かかとまで）を引き伸ばすように力を加え、しっかりとブロックを挟む。

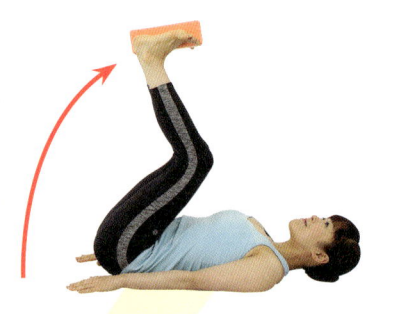

2

足裏からすね、内ももの引き締めを保ったまま、足裏を床に戻し立てひざになる。

ひざが開かないよう
内ももを引き締める

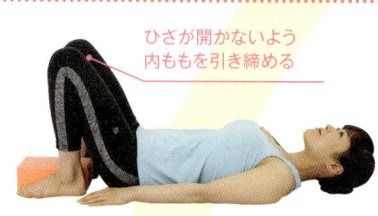

のどがつまった感じがする人は、肩-4 の肩を後方に引く感覚で、肩を床に押しつけるようにして腰を持ち上げます。胸が開くようになるので呼吸もしやすくなります

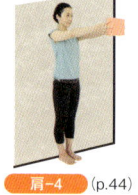

肩-4 (p.44)

3 吸う

息を吸いながら腰を天井に向かって引き上げる。肩から腕、両足裏で体重を支える。

* 腕を組む4の姿勢が難しい場合は、3を完成のポーズとする。

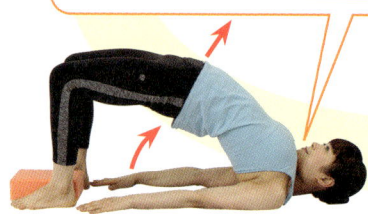

ひざが開いてしまう人は、3のときから 股関節-5 の感覚を思い出しましょう。内もも側を床の方に向け、ひざの開きを防いで、腰を守ります

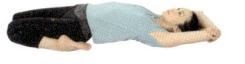

股関節-5 (p.68)

ポーズを長くキープできない人は、体幹-4 の感覚で下腹部を引き締めます。さらに、体幹-1 の感覚で下半身から上半身までのつながりをイメージしながらポーズをとると、からだの中心軸が強くなりポーズをキープできるようになります

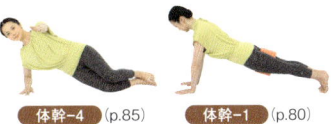

体幹-4 (p.85)　体幹-1 (p.80)

尾骨を前方に伸ばし、ひざが開かないよう太ももの内側を引き締める

両ひざが前方に伸びていく意識をもつ

胸を開き上へつり上げる

あごを軽く引きのどの奥をゆるめる意識をもつ

足裏全体で床を押し、土踏まずを引き上げる

上腕の外側を床に押しつけて体重を支える

4 吐く ▶ 3呼吸

息を吐きながら、肩甲骨を寄せて背中の下で手を組む。胸と腰を引き上げて、太ももの前面を床と平行になるまで持ち上げる。目線は天井に向け、この姿勢で3呼吸する。

胸が開かず上半身が持ち上がりにくい人は、肩-2 肩-3 の腕を腰の後ろで組んだり、ブロックを挟んだりする感覚で胸を左右に広げます

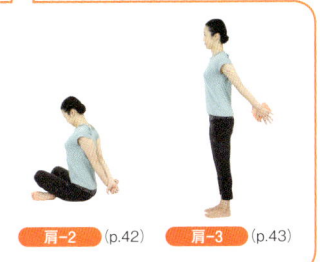

肩-2 〈p.42〉　肩-3 (p.43)

効きどころ

［後屈のアーサナ］
アーチのポーズ

【ウールドヴァ・ダヌラ・アーサナ／ Urdva Dhanurasana】
＊ Urdva は「上向き」、Dhanura は「弓」の意味

後屈系のポーズのなかでも代表的なポーズで、全身でアーチを描くポーズです。胸を開くことで肺機能が活性化し、自律神経を整え、全身の疲れを緩和します。余分な脂肪をとり除き、美しいボディラインをつくる手助けとしても最適なポーズです。

\ **アーチのポーズ**の前に行ないたい /
ほぐしエクササイズ

肩-4	(p.44)	股関節-5	(p.68)
肩-5	(p.45)	手首-1	(p.73)
肩-10	(p.50)	脚-1	(p.74)
肩-11	(p.51)	体幹-1	(p.80)
肩-12	(p.52)	体幹-2	(p.82)
股関節-4	(p.67)	体幹-4	(p.85)

1 ｜吸う｜

仰向けになり、足は腰幅に開いてひざを立てる。両手は天井に向かって前ならえをするように上げて、肩は床を強く押す。

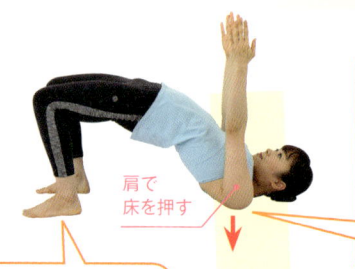

肩で床を押す

胸が開かず、上半身が持ち上がりにくい人は 肩-4 の肩を後方に引いた感覚で肩で床を押します

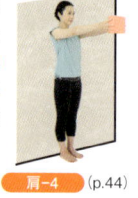

肩-4 (p.44)

下半身がぐらつく人は、 脚-1 の感覚で足裏で強く床を踏みしめます

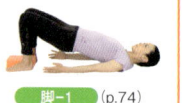

脚-1 (p.74)

上半身を持ち上げられない人は、 肩-12 手首-1 で手首をほぐし、上腕と腕の前側のストレッチを行ないます。ひじを固定したまま上腕を外側に向って回す（外旋）意識をもち、腕の前側をストレッチする感覚を思い出しながら、ポーズをとるとより力強く床を押すことができます

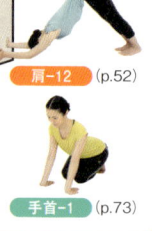

肩-12 (p.52)

手首-1 (p.73)

2 ｜吐く｜

息を吐きながらてのひらを耳の横につき、脇を締めてひじを天井に向ける。

＊ 肩-4 (p.44)の肩を後方に引く意識を保ち続ける。

＊両ひざが左右に開いてしまう場合は、内ももにブロックを挟む。

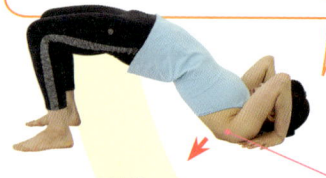

両肩を足に向かって引く意識をもちながら床を押す

3 ｜吸う｜▶｜吐く｜

両肩を足に向って引く意識を保ちながら息を吸い、てのひらで床を押して上体を持ち上げ、頭頂部を床につける。

＊姿勢が安定しない場合は、手の指先を外側に向けて行なうと、体重が分散できる。

上体を持ち上げるとき、重心はかかとに

頭頂部に目線を向けるようにしながら行なう

あらかじめ 股関節-4 股関節-5 で股関節の前側、腸腰筋、太ももの前側をストレッチし、からだの前側を伸ばしておくと、全身でアーチを描きやすくなります

股関節-4 (p.67)　　股関節-5 (p.68)

腰に痛みがある人は、 体幹-4 の感覚で下腹部を引き締めます。さらに、 体幹-1 の下半身から上半身までのつながりをイメージすると、からだの中心軸が強くなり腰を守りながら伸ばすことができます

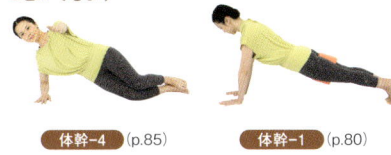

体幹-4 (p.85)　　体幹-1 (p.80)

腰を支点に
からだを前後に
伸ばす

からだの背面
すべてで
きれいなアーチを
描くイメージをもつ

4 吸う ▶ **3呼吸**

息を吸いながら、頭を床から離し、手と足を少しずつ近づける。この姿勢で3呼吸する。戻るときは、息を吐きながら腕を曲げ、頭、首、腰の順に床に下ろす。

足裏全体を床につけて
下半身を安定させる

効きどころ

三日月のポーズ

【アンジャネーヤ・アーサナ／ Anjaneyasana】
＊ Anjaneya は「礼拝」または「賛美」の意味

後方へ伸ばした足先から、真っすぐ天井に向かって伸ばした腕にかけてのラインが弧を描くことから、三日月のポーズとよばれています。そけい部がじんわりと伸ばされ、下半身を強化します。そのほか腰痛の予防や緩和、股関節や骨盤のゆがみを整える効果も。

\三日月のポーズの前に行ないたい/
ほぐしエクササイズ

股関節-3 (p.66)	体幹-1 (p.80)
股関節-4 (p.67)	体幹-4 (p.85)
股関節-5 (p.68)	
股関節-7 (p.70)	

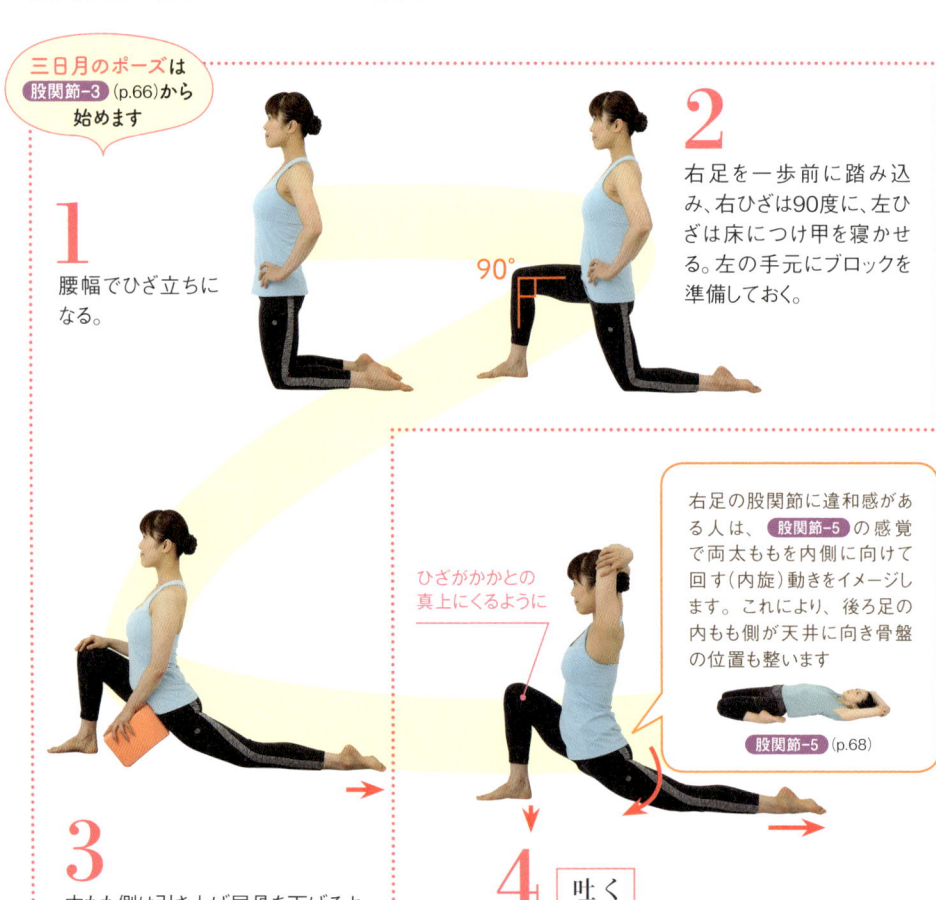

三日月のポーズは
股関節-3 (p.66)から
始めます

1 腰幅でひざ立ちになる。

2 右足を一歩前に踏み込み、右ひざは90度に、左ひざは床につけ甲を寝かせる。左の手元にブロックを準備しておく。

90°

3 内もも側は引き上げ尾骨を下げるようにして腰を落とす。左の足のつけ根をブロックの面に押しあてながら3呼吸する。

ひざがかかとの
真上にくるように

4 吐く
左そけい部をブロックに押しつける感覚を保ったままブロックを外す。頭上で互いのひじを持つ。

右足の股関節に違和感がある人は、股関節-5 の感覚で両太ももを内側に向けて回す（内旋）動きをイメージします。これにより、後ろ足の内もも側が天井に向き骨盤の位置も整います

股関節-5 (p.68)

ポーズを長くキープできない人は、
股関節-7 の感覚を思い出します。
前足は4の感覚で太ももの後ろ側
を引き締め、後ろ足は3の感覚で
太ももの前側を引き締めると、上
体の引き上げをキープしやすくなり
ます

4 3

股関節-7 (p.70)

5 吐く ▶ 3呼吸

息を吐きながら両腕を天井に向かって伸
ばし、てのひらを内側に向ける。この姿勢
で3呼吸する。足を入れ替えて1〜5を同
様に行なう。

肩の力は抜き、
腕をゆったりと
伸ばす

腰に痛みがある人は、
体幹-4 の感覚で下腹部
を引き締めます。さらに、
体幹-1 の下半身から上
半身までのつながりをイメー
ジすると、からだの中心軸
が強くなり腰を守りながら上
体を伸ばすことができます

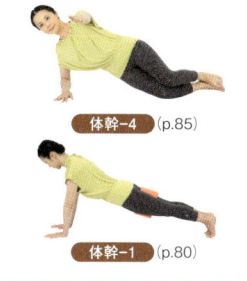

体幹-4 (p.85)

体幹-1 (p.80)

足の親指のつけ根と
かかとに体重をのせる

内ももを天井へ、
外ももを床のほうへ
近づけるイメージ

効きどころ

［後屈のアーサナ］
ラクダのポーズ

【ウシュトラ・アーサナ／ Ushutrasana】
＊ Ushutra は「ラクダ」の意味

全身を後ろに反らせて胸や肩を開くことで、姿勢を整えたり、バストアップの効果が期待できます。また、背中や腰、股関節の柔軟性が高まり、内臓の働きを活発にする効果も。気持ちをすっきりさせたいときや眠気解消にもぴったりのポーズです。

＼ ラクダのポーズ の前に行ないたい／
ほぐしエクササイズ

肩-2 (p.42)	体幹-2 (p.82)
肩-3 (p.43)	体幹-4 (p.85)
肩-7 (p.47)	全身-2 (p.87)
股関節-5 (p.68)	全身-3 (p.88)
脚-1 (p.74)	

あらかじめ 股関節-5 で太ももの前側と深層筋（腸腰筋）をストレッチします。ポーズをとるとき太ももを内側に回し、そけい部を前に押し出さない感覚を意識します

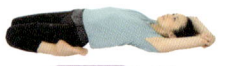
股関節-5 (p.68)

1 自然に呼吸

腰幅のひざ立ちの姿勢から、手でふくらはぎの筋肉を後方に送りながら、両かかとの間に腰を下ろす。

下半身が安定しない人は、 脚-1 の足裏にブロックを挟んでいる感覚で内ももを引き締めます。さらに、 股関節-5 の要領で頭の上で互いのひじをつかみ、内そけい部は後方に引いて尾骨を下げ、お腹を縦に長く引き伸ばします。これにより、下半身が安定してポーズがとりやすくなります

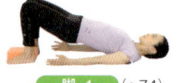
脚-1 (p.74)

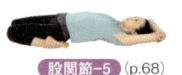
股関節-5 (p.68)

2 自然に呼吸

お尻を浮かせ、両足のくるぶしの間にブロックを挟み、ひざを90度に曲げてひざ立ちになる。頭上で互いのひじをつかみ、骨盤から肋骨を遠ざける。

90°

腰を痛めそうで上半身を反るのが怖い人は、 体幹-4 の腹横筋を使った感覚で、下腹部を引き締めます。さらに、両手で左右の腰を前に回し込むように支えながら反ると、腰を守れます

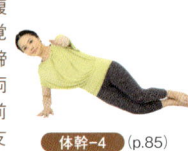
体幹-4 (p.85)

3 吸う

太ももの裏を引き締め、坐骨をひざの方に向けるとからだの前面が自然に引き上がる

てのひらでお尻を床に向かって下げる。下半身を安定させたまま、息を吸いながら胸を天井に向かって引き上げる。目線は下に向ける。

90°

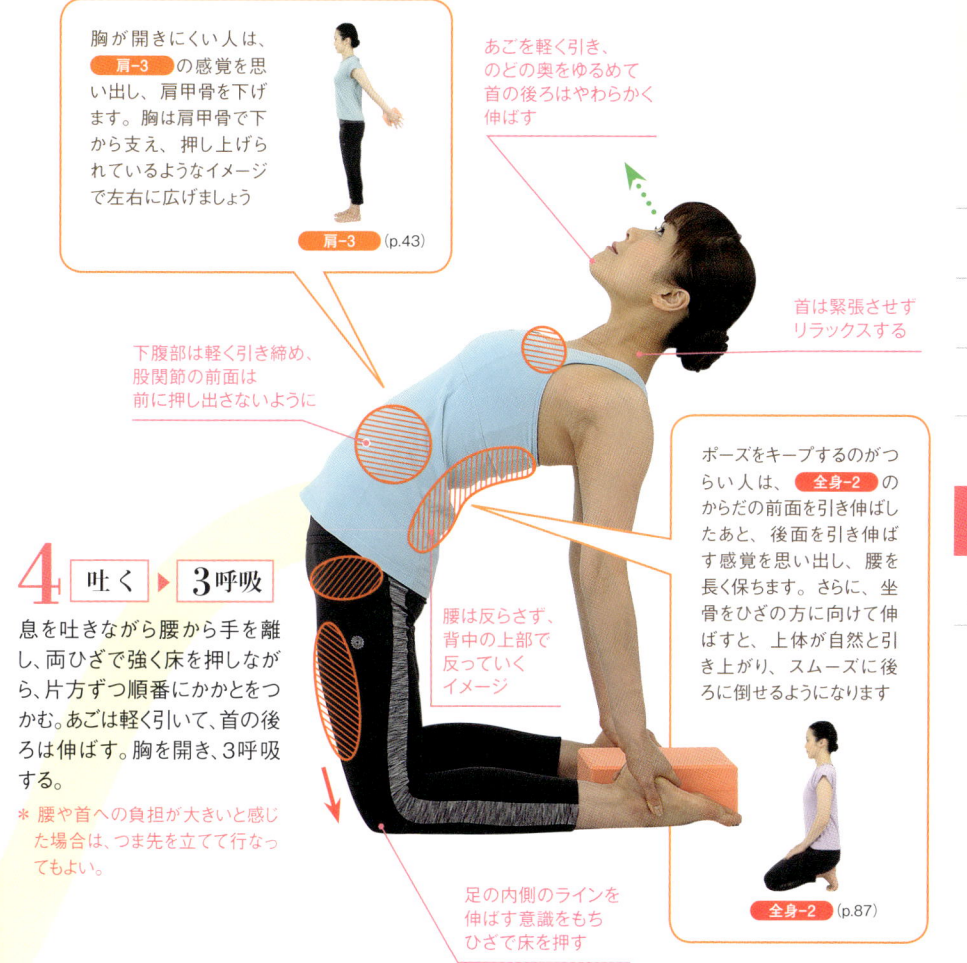

胸が開きにくい人は、**肩-3** の感覚を思い出し、肩甲骨を下げます。胸は肩甲骨で下から支え、押し上げられているようなイメージで左右に広げましょう

肩-3 (p.43)

あごを軽く引き、のどの奥をゆるめて首の後ろはやわらかく伸ばす

首は緊張させずリラックスする

下腹部は軽く引き締め、股関節の前面は前に押し出さないように

ポーズをキープするのがつらい人は、**全身-2** のからだの前面を引き伸ばしたあと、後面を引き伸ばす感覚を思い出し、腰を長く保ちます。さらに、坐骨をひざの方に向けて伸ばすと、上体が自然と引き上がり、スムーズに後ろに倒せるようになります

全身-2 (p.87)

腰は反らさず、背中の上部で反っていくイメージ

4 吐く ▶ 3呼吸

息を吐きながら腰から手を離し、両ひざで強く床を押しながら、片方ずつ順番にかかとをつかむ。あごは軽く引いて、首の後ろは伸ばす。胸を開き、3呼吸する。

* 腰や首への負担が大きいと感じた場合は、つま先を立てて行なってもよい。

足の内側のラインを伸ばす意識をもちひざで床を押す

効きどころ

［後屈のアーサナ］

ハトのポーズ

【エーカ・パーダ・ラージャ・カポタ・アーサナ／Ekapada Rajakapotasana】
＊ Eka は「一本」、Pada は「脚」、Raja は「王」、kapota は「鳩」の意味

肩や股関節の柔軟性が必要なポーズなので、無理をせず少しずつ慣らしていきましょう。腰痛の防止や内臓の働きを整える効果も期待できます。そのほか全身の疲労を緩和、背中の引き締め、内臓の働きを高めるなどの効果があります。

\ ハトのポーズ の前に行ないたい /
ほぐしエクササイズ

肩-1	(p.40)	股関節-3	(p.66)
肩-2	(p.42)	股関節-4	(p.67)
肩-7	(p.47)	股関節-5	(p.68)
肩-10	(p.50)	体幹-1	(p.80)
肩-11	(p.51)	体幹-4	(p.85)
肩-14	(p.54)		

ハトのポーズは
股関節-4 (p.67) から
始めます

1 吸う

左足裏を壁につけて両手は右足の両側に置き、上半身は右太ももの前側に体重をあずける。左太もも前側と深層筋のストレッチを感じる。

2 吐く

右足裏を左手近くに移動させ、右ひざをゆっくりと外側に倒す。下腹部を引き締めて両手で床を支え、上体を起こす。

下腹部を引き締めて
腰への負担を
軽減する

腰に痛みがある人は、体幹-4 の感覚で下腹部を引き締めます。さらに、体幹-1 の感覚で下半身から上半身までのつながりをイメージすると、からだの中心軸が強くなり腰を守りながら伸ばすことができます

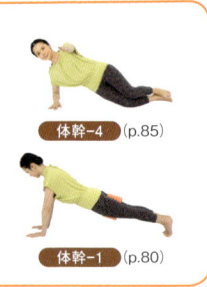

体幹-4 (p.85)

体幹-1 (p.80)

3 吸う

下腹部の引き締めを保ったまま、左ひざを曲げて足の甲を左手でつかむ。

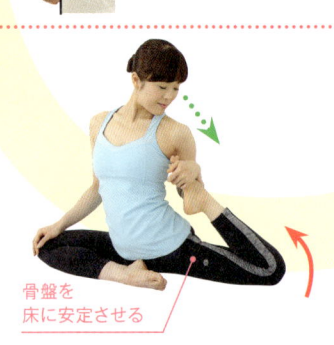

骨盤を
床に安定させる

あらかじめ 肩-10 で肩甲骨をほぐしておくと、両手が届きやすくなります

肩-10 (p.50)

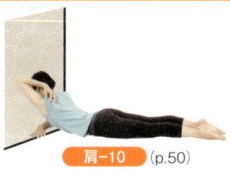

両手が届きにくい人や、胸を反ることが難しい人は、肩-1 肩-2 の肩を後方に引き、肩甲骨を下げる感覚でポーズをとると、肩がほぐれ胸が開きやすくなります

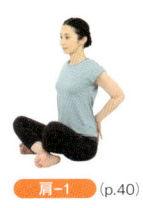 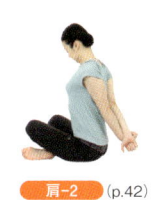

肩-1 (p.40)　　肩-2 (p.42)

4 3呼吸

3の姿勢をキープし、左ひじに左足をひっかけ両手は握手する。胸は大きく広げ、目線は天井に向け、2〜3呼吸行なう。

お腹の皮膚を胸に向かって引き上げる意識をもつ

下腹部を軽く引き締めて胸を左右に開く

左の骨盤は、できるだけ正面に向ける

ポーズをさらに深めたい人は、股関節-3 の骨盤を正面に向ける感覚を思い出します。さらに、股関節-5 の太ももを内側に向けて回し（内旋）、骨盤底が引き上がる感覚を思い出すと、ポーズの完成度が高まります

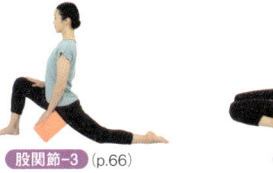 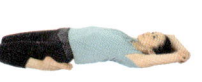

股関節-3 (p.66)　　股関節-5 (p.68)

効きどころ

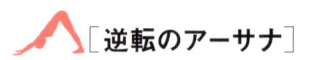

［逆転のアーサナ］
ピラミッドのポーズ

【プラサリータ・パードッターナ・アーサナ／
Prasarita p.adottanasana 】
＊ Prasarita は「広げた」、Pada は「足」、Ut は「強烈に」、
tan は「伸ばす」の意味

足の間の床に頭頂部をつけるには股関節とひざ裏の柔軟性が必要になりますが、その分ストレッチ効果は非常に高く、血液やリンパの流れを促進して、足のむくみを解消してくれます。そのほか、冷えを緩和、内臓を活性化して消化機能を高めるといった効果も。

＼ ピラミッドのポーズ の前に行ないたい ／
ほぐしエクササイズ

背骨-1 (p.56)		脚-3 (p.76)
股関節-7 (p.70)		脚-4 (p.77)
脚-1 (p.74)		
脚-2 (p.75)		

ピラミッドのポーズは
脚-4 (p.77)から
始めます

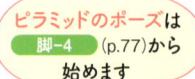

両手で腰を支え、
下半身を
安定させる

前屈したとき、お尻の位置がかかとよりも後方につき出している人は、足の筋肉が使われていません。脚-1 脚-2 の足裏からすね、内ももを引き締める感覚を思い出し、足の筋肉を活性化させましょう

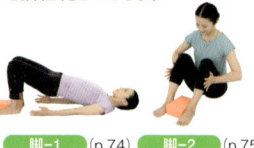

脚-1 (p.74)　脚-2 (p.75)

1

両ひざを左右に開き、足先を外側に向けて腰を下ろす。胸の前で合掌し、ひじとひざで互いに押し合い、背骨は上に伸ばす。

＊ かかとが床につかないときは、かかとの下にブランケットなどを敷く。
＊ 脚-4 (p.77)で、内ももの筋肉を中央に寄せるように引き締め、太ももの骨はひじとひざで押し合うことで外側に離れていくのを意識する。

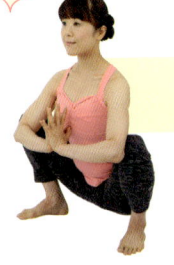

2 ｜自然に呼吸｜

足を腰幅の約2倍に開いてつま先を正面に向けて立ち、両手を腰にあてて土踏まずを引き上げ、両すねを引き締める。

ひざ頭を引き上げ
下腹部の
引き締めを保つ

3 ｜吐く｜

背中を真っすぐに保ち、軽くひざをゆるめ、息を吐きながら股関節から上体を前に倒して床に指をつく。

＊ 背中が丸くなってしまう場合は、手の下にブロックを置く。

ひざが伸びきってしまう人は、脚-3 の感覚でひざを曲げ、親指のつけ根で床を押しながら、足首と太ももの裏を後方に押し出してポーズをとりましょう

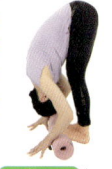

脚-3 (p.76)

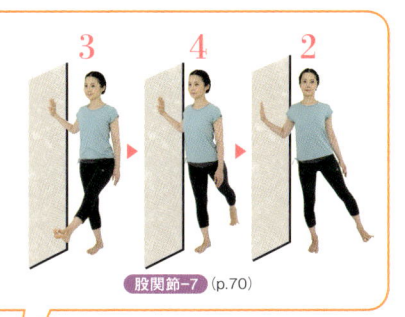

前屈が苦手な人は、
股関節-7 の3→4→2
の動きを順にイメージし
て、足の筋肉の引き
締めが意識できるよう
になると、股関節の
可動域が広がるので、
上体を深く倒せるよう
になります

股関節-7 (p.70)

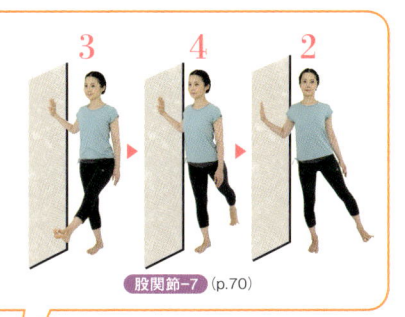

下腹部を引き上げ、
背骨を長く伸ばすように

足の内側のラインは伸ばし
外側を縮める意識で
すねを引き締める

肩甲骨を
床から遠ざける
意識で首を長く
伸ばす

4 吸う ▶ **3呼吸**

息を吸いながら足裏全体で床を押して坐骨を
天井に向かって引き上げ、上体を足の間に入
れて、頭頂部を床につける。この姿勢で3呼吸
する。

＊ 太ももの裏が痛む場合は、背骨を伸ばすことを優先
し、ひざを軽く曲げる。

土踏まずを引き上げ、
親指のつけ根と
かかとの外側で床を
押す意識をもつ

効きどころ

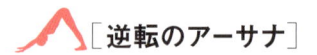 ［逆転のアーサナ］
下を向いた犬のポーズ

【アド・ムカ・シュヴァーナ・アーサナ／ Adho Mukha Svanasana】
＊ Adho は「下方向」、Mukha は「向かう」、
　Svana は「犬」の意味

犬が伸びをしている姿をイメージしたポーズ
で、「ダウンドッグ」とよばれることも多い
です。てのひらと足裏に体重をのせて、腕、肩、
背中、腰など全身を伸ばすことができ、から
だの芯からリラックスすることができます。
全身の血行が促進される効果も。

\ 下を向いた犬のポーズの前に行ないたい /
ほぐしエクササイズ

肩-2	(p.42)	肩-12	(p.52)
肩-3	(p.43)	股関節-2	(p.65)
肩-4	(p.44)	股関節-4	(p.67)
肩-8	(p.48)	足首-1	(p.72)
肩-9	(p.49)	手首-1	(p.73)
肩-10	(p.50)	脚-3	(p.76)

下を向いた犬のポーズは
手首-1 (p.73)から
始めます

1 正座から足のつま先を床に立て、両
手を逆手にして、前腕の内側をストレ
ッチさせながらしっかりと床を押す。

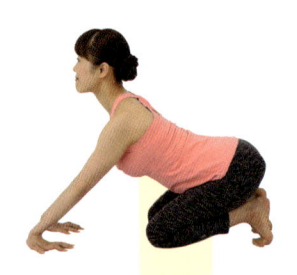

2 自然に呼吸

肩の真下に手を、股関節の真下からやや後
ろにひざをつく。

つま先も
腰幅に開く

3 吸う

てのひらは床を押し出し、前腕の筋肉は引
き上げる。上腕は外側に回し（外旋）、ひじか
ら下は内側に向って回す意識で胸を開く。
吸う息で腰を反らせる。

腰に負担が
かからないよう、
下腹部を引き締める

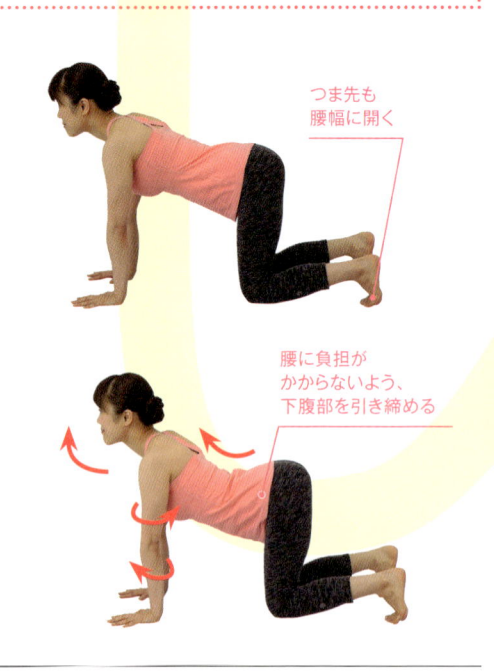

あらかじめ、下記のエクササイズで上腕から脇をストレッチすると、手で床を押し脇から伸びる感覚が得られます。下記エクササイズのうちどれを行なってもかまいません

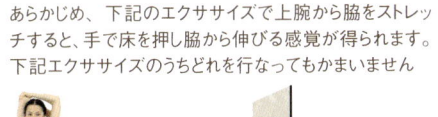

肩-8 (p.48)　肩-9 (p.49)　肩-10 (p.50)

手でからだを支えるのがつらい人は、肩-12 のひじから下で床を、てのひらで壁を強く押す感覚を思い出すと肩や脇が伸び、からだを支えやすくなります

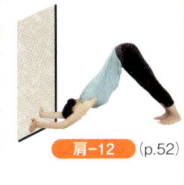

肩-12 (p.52)

肩は外側に（外旋）、ひじ下は内側に向けて回す意識をもつ

かかとが床につかない人は、脚-3 でマットに足をのせたまま、ふくらはぎや太もも裏の伸びを感じながら、両手を少し前方に歩かせてみましょう。その後に、下を向いた犬のポーズを行なうと足の筋肉の正しい使い方が実感できます

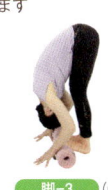

脚-3 (p.76)

腰が丸くなる人は、あらかじめ 股関節-4 を行なうと深層筋が伸ばされ、腰の伸びが保たれます

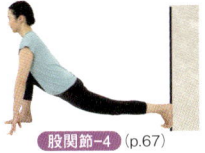

股関節-4 (p.67)

土踏まずを引き上げ、ひざをやわらかく使って足裏で床を強く押す

4 吐く ▶ 3呼吸

息を吐きながら、2で伸ばした腰をキープしたまま両手で床を押して、お尻を天井に向かって引き上げる。かかとを床につけ、太ももの裏側からふくらはぎにかけての伸びを感じる。この姿勢で3呼吸する。

NGポーズ

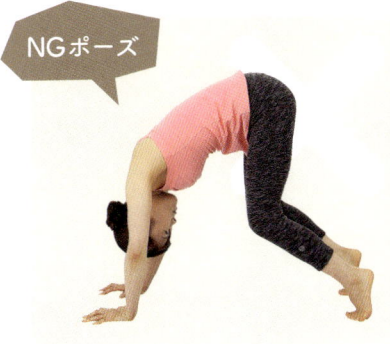

肩が硬く、脇の伸びも十分でないため、てのひらで床を押すことで体重を下半身に分散できていません。余分な力みや緊張で呼吸ができないうえ、手首を痛めてしまいます。

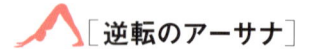

［逆転のアーサナ］
片足を上げた下犬のポーズ

【エーカ・パーダ・アド・ムカ・シュバーナ・アーサナ／
Eka Pada Adho Mukha Svanasana】
＊ Eka は「1」、Pada は「足」、Adho は「下方向」、
　Mukha は「向かう」、Svana は「犬」の意味

下を向いた犬のポーズと同様の効果、効能が得られます。それに加えて、両手と片足の3点でからだを支えるため、体幹がより強くなります。また、手にかかる負担が大きくなるので、手首を痛めないからだの使い方が大切になります。

\ 片足を上げた下犬のポーズ の前に行ないたい /
ほぐしエクササイズ

肩-3	(p.43)	股関節-2	(p.65)
肩-4	(p.44)	股関節-4	(p.67)
肩-8	(p.48)	足首-1	(p.72)
肩-9	(p.49)	手首-1	(p.73)
肩-10	(p.50)	脚-3	(p.76)
肩-12	(p.52)		

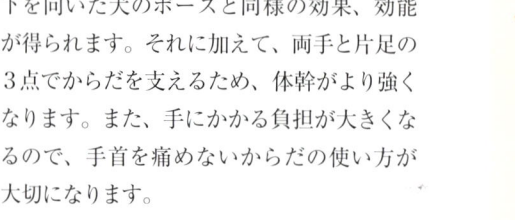

つま先も
腰幅に開く

1 自然に呼吸

肩の真下に手をつく。ひざは股関節の真下からやや後ろにつき、つま先を立てる。

腰に負担が
かからないよう、
下腹部を引き締める

2 吸う

息を吸いながらつま先を立て、胸を引き上げて腰を反らせる。

あらかじめ 足首-1 でアキレス腱と足の甲のストレッチを行なっておきましょう。足で床を強く踏みしめやすくなります

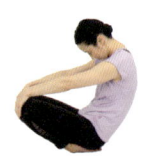

足首-1 (p.72)

3 吐く ▶ 3呼吸

息を吐きながら、2で伸ばした腰をキープしたまま両手で床を押して、お尻を天井に向かって引き上げる。かかとを床につけ、太ももの裏側からふくらはぎにかけての伸びを感じる。この姿勢で1〜2呼吸する。

＊ 太ももの裏が痛む場合は、背骨を伸ばすことを優先し、ひざを軽く曲げる。

立位
座位
ねじり
バランス
前屈
後屈
逆転

肩まわりが緊張する人は、 肩-3 肩-4 の肩を後方に引き、肩甲骨を下げる感覚を思い出し、肩から脇にかけての伸びを意識しましょう

肩-3 (p.43)　　肩-4 (p.44)

手で床を支えるのがつらい人は、 肩-12 のひじから下で床を、てのひらで壁を強く押す感覚で行なうと肩や脇が伸び、手でからだを支えやすくなります

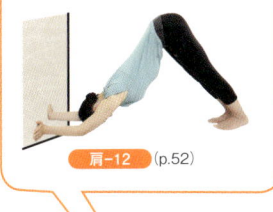

肩-12 (p.52)

親指のつけ根を押し出す

左の骨盤は開きすぎないように骨盤の平行を保つ

ポーズのバランスがとれない人は、 股関節-2 の感覚で右そけい部にベルトがかかり左足裏をつき出すことで、右そけい部が後方にひっぱられるイメージをもつと骨盤の平行が保たれてポーズが安定します

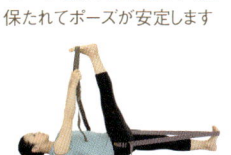

股関節-2 (p.65)

背中や腰は丸めず、一直線を保つ

肩は外側に（外旋）、ひじ下は内側に向けて回す意識をもつ

右の体側を縮めないようにする

親指のつけ根で床を押し、両脇を引き上げる

4 吸う ▶ **3呼吸**

骨盤と床を平行に保ったまま、左足を天井に引き上げ、右足の裏、左足の太ももの裏を引き締める感覚を意識する。この姿勢で3呼吸する。

効きどころ

太陽礼拝に挑戦しよう

基本的な13個のポーズを連続して行う太陽礼拝。前屈、後屈のポーズをくり返し行うことで全身がほぐれるため、ウォームアップとしても最適です。左右1周ずつ行なうと、平均5分程度の時間がかかります。

4 息を吸いながら、上体を腰の位置まで上げ、背筋を伸ばす。

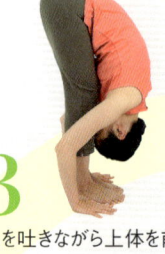

3 息を吐きながら上体を前に倒し、てのひらを床につけて前屈する。床に手がつかない場合は、ひざは曲げてもよい。

足と手のポーズ (p.130)

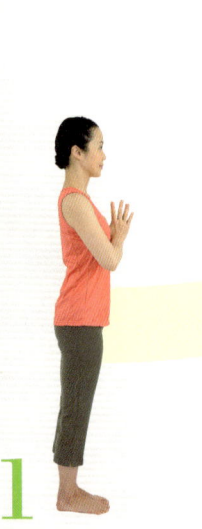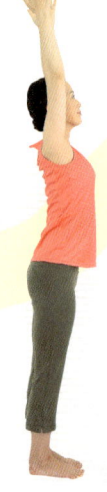

5 息を吐きながら、左足を後ろに引いて、右ひざを90度に曲げる。目線は前方に向ける。

ローランジ (p.92)

1 山のポーズ (p.90) になり、息を吐きながら胸の前でてのひらを合わせる。

2 息を吸いながら、両手を横に広げながら天井に向かって伸ばす。頭上でてのひらを向かい合わせ、軽く上を見上げる。

6 息を吸いながら、右足を引いて左足にそろえる。頭頂部からかかとまで一直線となるように足と背筋をのばす。

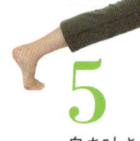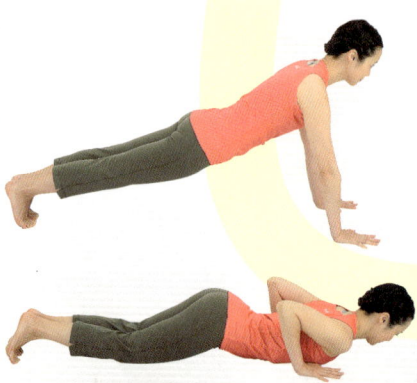

7 ひざを床につけ、息を吐きながら胸を床につける。このとき、手の指をしっかり広げて脇を締める。

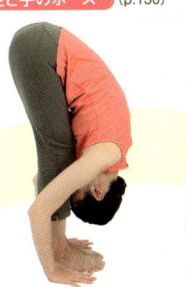

太陽礼拝とは？

太陽のもとで育った稲穂をイメージした動作で、天地自然への賛美の気持ちが13のポーズに込められています。
呼吸とポーズを連動させる感覚がつかめるため、初心者でも挑戦しやすいのが特徴。はじめはゆっくり行ない、慣れてきたらからだをスムーズに動かしてみましょう。

11

息を吸いながら右足を左足にそろえて上体を腰の位置まで上げ、背筋を伸ばす。

12

息を吐きながら上体を前に倒し、てのひらを床につけて前屈する。

足と手のポーズ （p.130）

13

息を吸いながら、両手を横に広げながら天井に向かって伸ばし、頭上でてのひらを向かい合わせる。足を入れ替えて1〜13を同様に行なう。

10

息を吸いながらかかとを上げ、吐きながら左足を左右の手と手の間に進める。

ローランジ （p.92）

9

息を吐きながら両手で床を押し、お尻を天井に向かって引き上げる。この姿勢でしばらく呼吸をくり返してもよい。

下を向いた犬のポーズ （p.150）

8

足の甲を寝かせ、息を吸いながら両手を手前に引くことで胸を斜め前方に引き上げる。

コブラのポーズ （p.134）

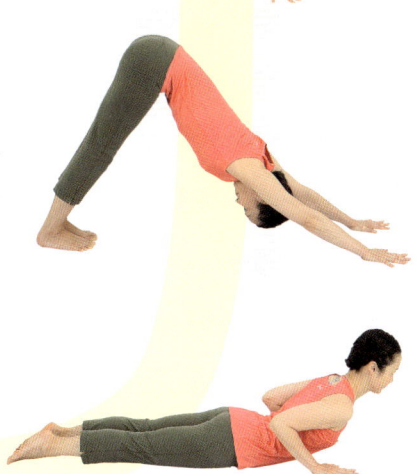

ポーズ別　ほぐしエクササイズ一覧

からだが硬い人がポーズを正しくできるようになるには、ほぐしエクササイズはとても効果的です。
ここでは、ポーズごとに行なってほしいエクササイズをまとめました。
「ハトのポーズの前にはどのエクササイズ?」などと思ったとき、ぜひお役立てください。

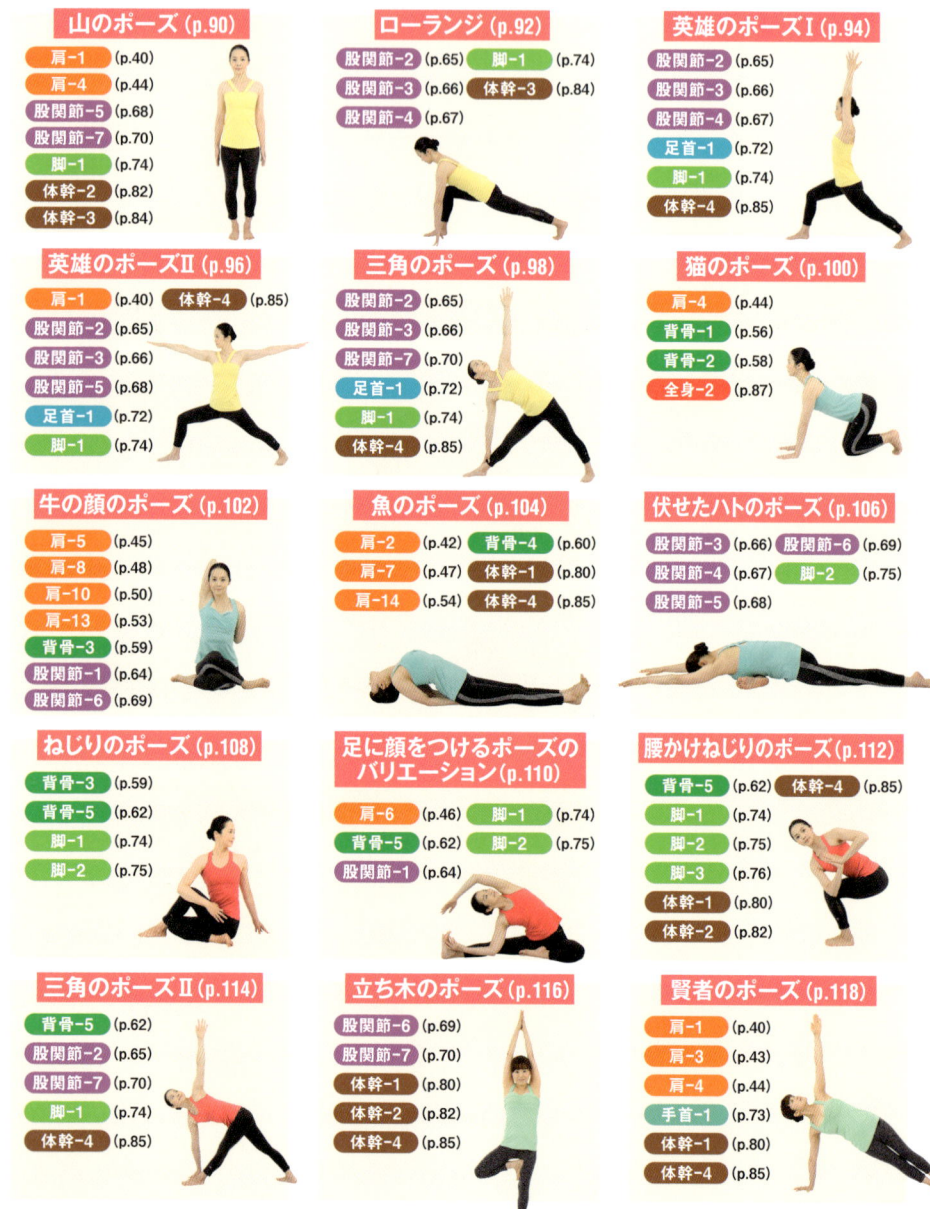

山のポーズ (p.90)
- 肩-1 (p.40)
- 肩-4 (p.44)
- 股関節-5 (p.68)
- 股関節-7 (p.70)
- 脚-1 (p.74)
- 体幹-2 (p.82)
- 体幹-3 (p.84)

ローランジ (p.92)
- 股関節-2 (p.65)
- 股関節-3 (p.66)
- 股関節-4 (p.67)
- 脚-1 (p.74)
- 体幹-3 (p.84)

英雄のポーズⅠ (p.94)
- 股関節-2 (p.65)
- 股関節-3 (p.66)
- 股関節-4 (p.67)
- 足首-1 (p.72)
- 脚-1 (p.74)
- 体幹-4 (p.85)

英雄のポーズⅡ (p.96)
- 肩-1 (p.40)
- 体幹-4 (p.85)
- 股関節-2 (p.65)
- 股関節-3 (p.66)
- 股関節-5 (p.68)
- 足首-1 (p.72)
- 脚-1 (p.74)

三角のポーズ (p.98)
- 股関節-2 (p.65)
- 股関節-3 (p.66)
- 股関節-7 (p.70)
- 足首-1 (p.72)
- 脚-1 (p.74)
- 体幹-4 (p.85)

猫のポーズ (p.100)
- 肩-4 (p.44)
- 背骨-1 (p.56)
- 背骨-2 (p.58)
- 全身-2 (p.87)

牛の顔のポーズ (p.102)
- 肩-5 (p.45)
- 肩-8 (p.48)
- 肩-10 (p.50)
- 肩-13 (p.53)
- 背骨-3 (p.59)
- 股関節-1 (p.64)
- 股関節-6 (p.69)

魚のポーズ (p.104)
- 肩-2 (p.42)
- 背骨-4 (p.60)
- 肩-7 (p.47)
- 体幹-1 (p.80)
- 肩-14 (p.54)
- 体幹-4 (p.85)

伏せたハトのポーズ (p.106)
- 股関節-3 (p.66)
- 股関節-6 (p.69)
- 股関節-4 (p.67)
- 脚-2 (p.75)
- 股関節-5 (p.68)

ねじりのポーズ (p.108)
- 背骨-3 (p.59)
- 背骨-5 (p.62)
- 脚-1 (p.74)
- 脚-2 (p.75)

足に顔をつけるポーズのバリエーション (p.110)
- 肩-6 (p.46)
- 脚-1 (p.74)
- 背骨-5 (p.62)
- 脚-2 (p.75)
- 股関節-1 (p.64)

腰かけねじりのポーズ (p.112)
- 背骨-5 (p.62)
- 体幹-4 (p.85)
- 脚-1 (p.74)
- 脚-2 (p.75)
- 脚-3 (p.76)
- 体幹-1 (p.80)
- 体幹-2 (p.82)

三角のポーズⅡ (p.114)
- 背骨-5 (p.62)
- 股関節-2 (p.65)
- 股関節-7 (p.70)
- 脚-1 (p.74)
- 体幹-4 (p.85)

立ち木のポーズ (p.116)
- 股関節-6 (p.69)
- 股関節-7 (p.70)
- 体幹-1 (p.80)
- 体幹-2 (p.82)
- 体幹-4 (p.85)

賢者のポーズ (p.118)
- 肩-1 (p.40)
- 肩-3 (p.43)
- 肩-4 (p.44)
- 手首-1 (p.73)
- 体幹-1 (p.80)
- 体幹-4 (p.85)

一本足のポーズ (p.120)

- 股関節-2 (p.65)
- 股関節-6 (p.69)
- 脚-5 (p.78)
- 体幹-1 (p.80)
- 体幹-2 (p.82)
- 体幹-4 (p.85)

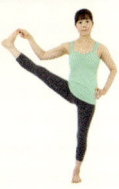

ワシのポーズ (p.122)

- 肩-1 (p.40)
- 肩-8 (p.48)
- 肩-13 (p.53)
- 背骨-3 (p.59)
- 脚-2 (p.75)
- 体幹-1 (p.80)
- 体幹-4 (p.85)

背中を伸ばすポーズ (p.124)

- 股関節-7 (p.70)
- 全身-1 (p.86)
- 脚-2 (p.75)
- 全身-2 (p.87)
- 脚-3 (p.76)
- 全身-3 (p.88)

足を開くポーズ (p.126)

- 肩-5 (p.45)
- 脚-4 (p.77)
- 背骨-1 (p.56)
- 脚-5 (p.78)
- 背骨-2 (p.58)
- 全身-1 (p.86)
- 股関節-1 (p.64)
- 全身-3 (p.88)
- 股関節-7 (p.70)
- 脚-2 (p.75)

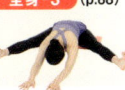

合せきのポーズ (p.128)

- 肩-5 (p.45)
- 脚-3 (p.76)
- 背骨-1 (p.56)
- 脚-4 (p.77)
- 背骨-2 (p.58)
- 脚-5 (p.78)
- 股関節-1 (p.64)
- 体幹-4 (p.85)
- 股関節-7 (p.70)
- 脚-2 (p.75)

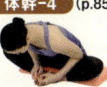

足と手のポーズ (p.130)

- 股関節-7 (p.70)
- 脚-1 (p.74)
- 脚-2 (p.75)
- 脚-3 (p.76)
- 全身-2 (p.87)
- 全身-3 (p.88)

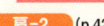

マリーチの前屈 (p.132)

- 肩-2 (p.42)
- 股関節-2 (p.65)
- 肩-3 (p.43)
- 脚-2 (p.75)
- 肩-6 (p.46)
- 全身-1 (p.86)
- 肩-7 (p.47)
- 全身-3 (p.88)

コブラのポーズ (p.134)

- 肩-2 (p.42)
- 脚-1 (p.74)
- 肩-3 (p.43)
- 脚-2 (p.75)
- 肩-4 (p.44)
- 体幹-1 (p.80)
- 肩-7 (p.47)
- 体幹-3 (p.84)
- 股関節-4 (p.67)
- 体幹-4 (p.85)
- 股関節-5 (p.68)
- 手首-1 (p.73)

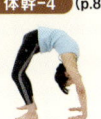

弓のポーズ (p.136)

- 肩-2 (p.42)
- 股関節-5 (p.68)
- 肩-3 (p.43)
- 脚-1 (p.74)
- 肩-4 (p.44)
- 体幹-1 (p.80)
- 肩-7 (p.47)
- 体幹-3 (p.84)
- 肩-11 (p.51)
- 体幹-4 (p.85)
- 肩-14 (p.54)
- 股関節-4 (p.67)

太鼓橋のポーズ (p.138)

- 肩-1 (p.40)
- 股関節-5 (p.68)
- 肩-2 (p.42)
- 脚-1 (p.74)
- 肩-3 (p.43)
- 体幹-1 (p.80)
- 肩-4 (p.44)
- 体幹-4 (p.85)
- 肩-5 (p.45)

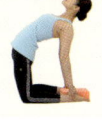

アーチのポーズ (p.140)

- 肩-4 (p.44)
- 脚-1 (p.74)
- 肩-5 (p.45)
- 体幹-1 (p.80)
- 肩-10 (p.50)
- 体幹-2 (p.82)
- 肩-11 (p.51)
- 体幹-4 (p.85)
- 肩-12 (p.52)
- 股関節-4 (p.67)
- 股関節-5 (p.68)
- 手首-1 (p.73)

三日月のポーズ (p.142)

- 股関節-3 (p.66)
- 体幹-1 (p.80)
- 股関節-4 (p.67)
- 体幹-4 (p.85)
- 股関節-5 (p.68)
- 股関節-7 (p.70)

ラクダのポーズ (p.144)

- 肩-2 (p.42)
- 全身-2 (p.87)
- 肩-3 (p.43)
- 全身-3 (p.88)
- 肩-7 (p.47)
- 股関節-5 (p.68)
- 脚-1 (p.74)
- 体幹-2 (p.82)
- 体幹-4 (p.85)

ハトのポーズ (p.146)

- 肩-1 (p.40)
- 股関節-4 (p.67)
- 肩-2 (p.42)
- 股関節-5 (p.68)
- 肩-7 (p.47)
- 体幹-1 (p.80)
- 肩-10 (p.50)
- 体幹-4 (p.85)
- 肩-11 (p.51)
- 肩-14 (p.54)
- 股関節-3 (p.66)

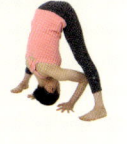

ピラミッドのポーズ (p.148)

- 背骨-1 (p.56)
- 股関節-7 (p.70)
- 脚-1 (p.74)
- 脚-2 (p.75)
- 脚-3 (p.76)
- 脚-4 (p.77)

下を向いた犬のポーズ (p.150)

- 肩-2 (p.42)
- 肩-10 (p.50)
- 手首-1 (p.73)
- 肩-3 (p.43)
- 肩-12 (p.52)
- 脚-3 (p.76)
- 肩-4 (p.44)
- 股関節-2 (p.65)
- 肩-8 (p.48)
- 股関節-4 (p.67)
- 肩-9 (p.49)
- 足首-1 (p.72)

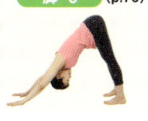

片足を上げた下犬のポーズ (p.152)

- 肩-3 (p.43)
- 肩-12 (p.52)
- 脚-3 (p.76)
- 肩-4 (p.44)
- 股関節-2 (p.65)
- 肩-8 (p.48)
- 股関節-4 (p.67)
- 肩-9 (p.49)
- 足首-1 (p.72)
- 肩-10 (p.50)
- 手首-1 (p.73)

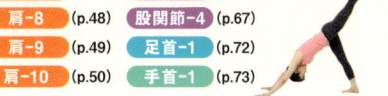

Asana Index ヨガのポーズ50音順索引

 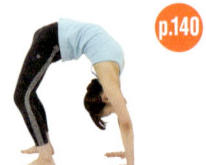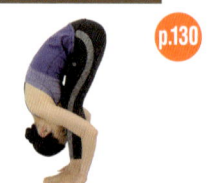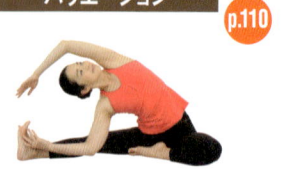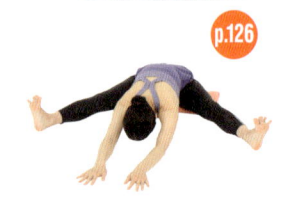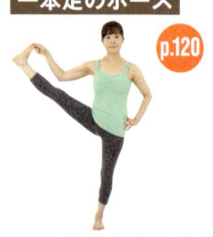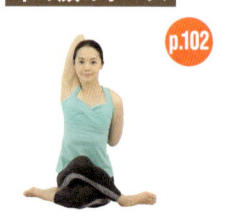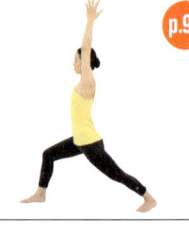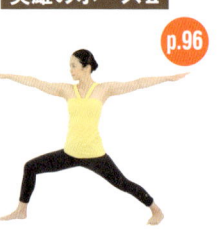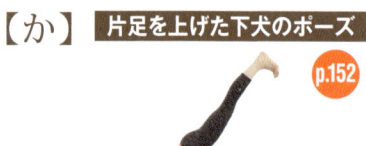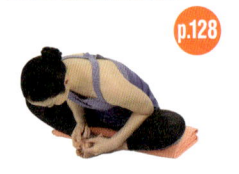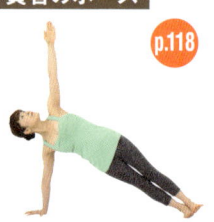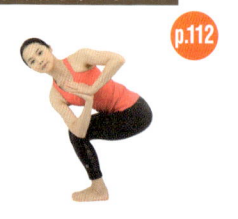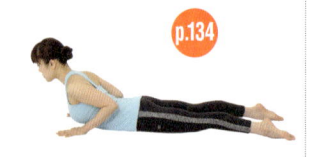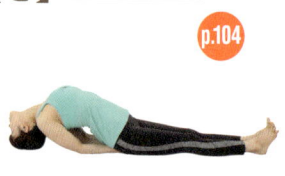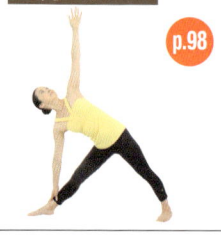

三角のポーズⅡ p.114　下を向いた犬のポーズ p.150　背中を伸ばすポーズ p.124

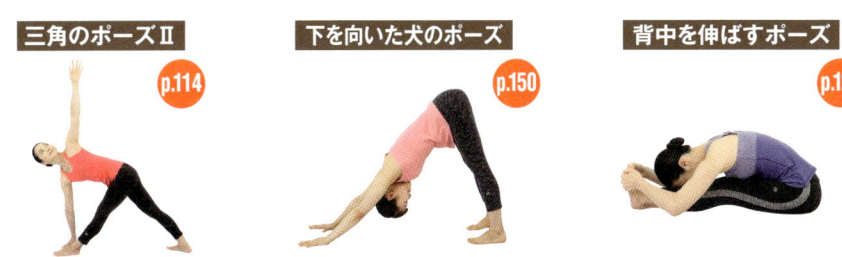

【た】太鼓橋のポーズ p.138　立ち木のポーズ p.116　【な】猫のポーズ p.100　ねじりのポーズ p.108

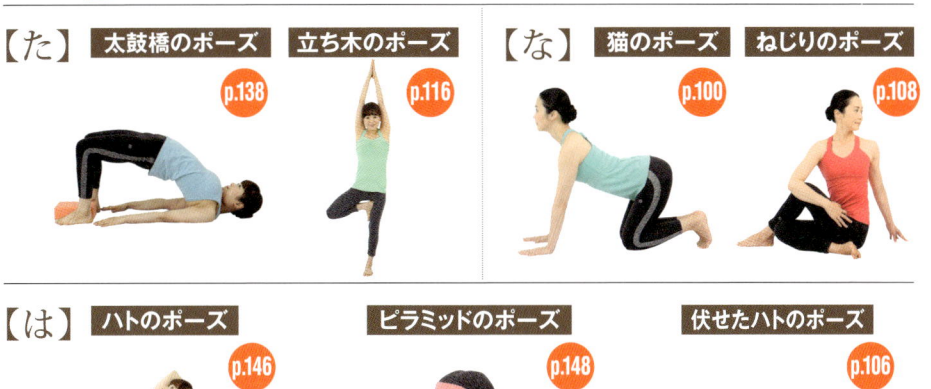

【は】ハトのポーズ p.146　ピラミッドのポーズ p.148　伏せたハトのポーズ p.106

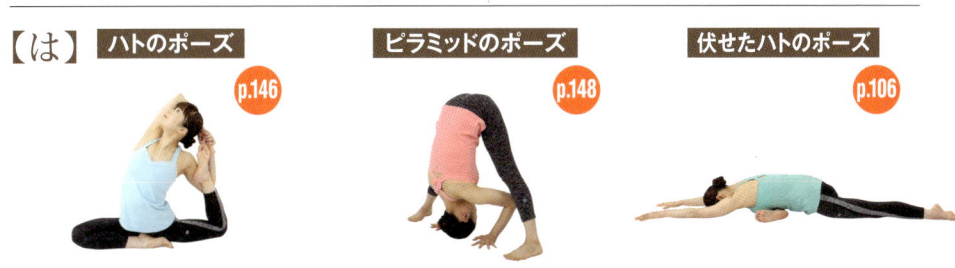

【ま】マリーチの前屈 p.132　三日月のポーズ p.142　【や】山のポーズ p.90　弓のポーズ p.136

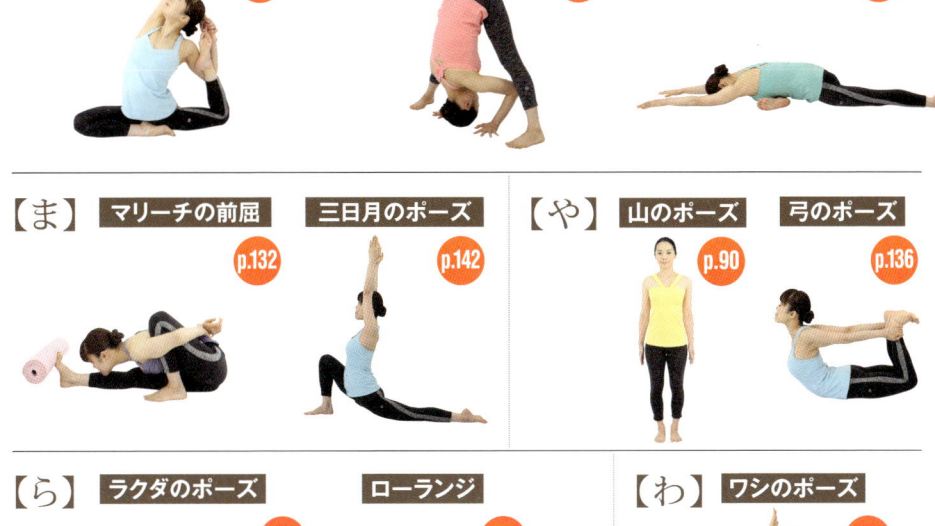

【ら】ラクダのポーズ p.144　ローランジ p.92　【わ】ワシのポーズ p.122

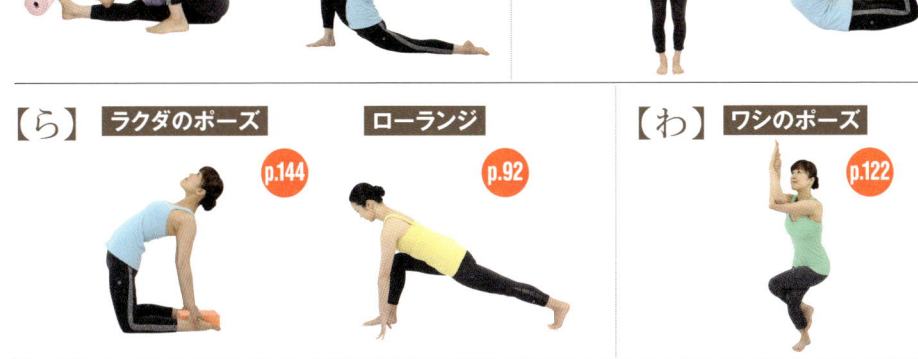

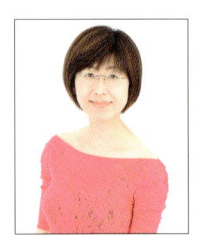

監修

綿本ヨーガスタジオ RIE（りえ）

✤ 日本ヨーガ瞑想協会 ヨーガ指導者トレーニング(綿本彰)修了
✤ アジャストメント指導者トレーニング(マシューコーヘン)修了
✤ インサイトヨガ指導者トレーニング(サラパワーズ)修了
✤ 陰ヨガ指導者トレーニング(解剖学＆経路／ポールグリリー)修了
など

綿本ヨーガスタジオ講師。身体に閉じ込めていた意識を解放して、本来の輝きをとり戻す力に感銘を受けてヨガを学びはじめる。解剖学的観点から見るポーズの正確なアラインメントを熟知しており、理論に基づいたていねいなポーズ誘導が人気。ヨガを主軸に、気功やロルフィング、アレクサンダーテクニックなど、さまざまなボディワークも学んでいる。監修書に『これ1冊できちんとわかるヨガ』(マイナビ出版)などがある。

綿本ヨーガスタジオ　http://www.yoga.jp/

STAFF

デザイン・DTP	島村千代子
写真	目黒ヨシコ
ヘアメイク	依田陽子
イラスト	小野寺美恵
モデル	カヨ、sayaka（綿本ヨーガスタジオ）
執筆協力	木下頼子
編集・構成・執筆	株式会社スリーシーズン（花澤靖子、松浦美帆）
企画・編集	成田晴香、岩井浩之（株式会社マイナビ出版）、佐藤 望
衣装協力	イージーヨガジャパン ☎ 03-3461-6355 http://www.easyogashop.jp Flemew ☎ 03-6866-8506 http://www.flemew.net
撮影協力	Yoga works（ヨガワークス）フリーコール 0120-924-145 http://www.yogaworks.co.jp

新版 からだが硬い人のヨガ

2018 年 6 月 29 日　初版第 1 刷発行

監修者　綿本ヨーガスタジオ　RIE

発行者　滝口直樹

発行所　株式会社マイナビ出版
　　　　〒 101-0003 東京都千代田区一ツ橋 2-6-3　一ツ橋ビル 2F
　　　　TEL：0480-38-6872（注文専用ダイヤル）
　　　　　　　　03-3556-2731（販売部）
　　　　　　　　03-3556-2735（編集部）
　　　　E-mail：pc-books@mynavi.jp
　　　　URL：http://book.mynavi.jp

印刷・製本　株式会社大丸グラフィックス